健康中国医学科普融媒体出版项目（第一辑）

昏迷病人照护手册

HUNMI BINGREN ZHAOHU SHOUCE

宋 健◎主

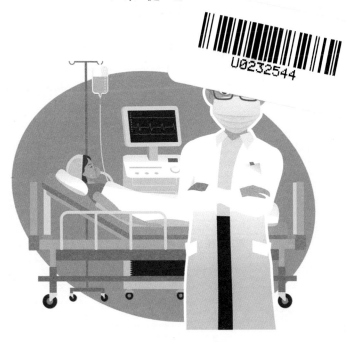

长江出版传媒
湖北科学技术出版社

图书在版编目（CIP）数据

昏迷病人照护手册 / 宋健主编 . — 武汉 : 湖北科
学技术出版社 , 2023.1
　健康中国医学科普融媒体出版项目 . 第一辑
　ISBN 978-7-5706-2347-1

　Ⅰ . ①昏… Ⅱ . ①宋… Ⅲ . ①昏迷－护理－手册
Ⅳ . ① R473.74-62

中国版本图书馆 CIP 数据核字（2022）第 237897 号

策　　　划：冯友仁
责任编辑：徐　丹　　　　　　　　　　封面设计：胡　博

出版发行：湖北科学技术出版社　　　　电话：027-87679454
地　　址：武汉市雄楚大街 268 号　　　　邮编：430070
　　　　　（湖北出版文化城 B 座 13-14 层）
网　　址：http://www.hbstp.com.cn

印　　刷：武汉邮科印务有限公司　　　　邮编：430205

880 × 1230　　　　1/32　　　　6.375 印张　　　　150 千字
2023 年 1 月第 1 版　　　　　　　2023 年 1 月第 1 次印刷
　　　　　　　　　　　　　　　　　　　　定价：48.00 元

本书如有印装质量问题　　可找本社市场部更换

《昏迷病人照护手册》

编　委　会

主　　编 宋　健

副 主 编（按照姓氏汉语拼音排序）

戴晓婧　华　莎　刘　敏

编　　委（按照姓氏汉语拼音排序）

邓春蕾　管江衡　郭　芳　胡　丹　胡晓娟

黄麒霖　李露寒　李　婷　李亚兰　刘志文

彭　娜　秦海林　宋　娟　苏晓娟　唐　庆

王　婷　于　多　周　帆　周　佳

视频制作人员（按照姓氏汉语拼音排序）

陈　菲　陈　忠　管江衡　邵泽龙　苏晓娟

唐　庆　王　晖　王　婷　张　芳

主编简介

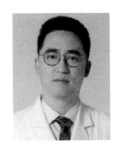

宋　健　中部战区总医院神经外科副主任，副主任医师，外科学博士，南方医科大学、武汉大学、武汉科技大学硕士研究生导师。中国医师协会神经外科学分会青年委员，湖北省医师协会神经外科医师分会常务委员、湖北省临床肿瘤学会第一届脑胶质瘤专家委员会常务委员。入选湖北省公共卫生医学拔尖人才、湖北省医学青年拔尖人才、全军医学科技青年培育计划、湖北省卫健委青年人才项目、武汉市中青年医学骨干人才培养工程。2011年在韩国延世大学severance医院和日本东京医科大学神经外科进修。在2016年中华医学会神经外科分会举办的中国神经外科中青年医师手术竞赛中获华中区第一名，全国总决赛一等奖。目前主持国家自然科学基金科研课题2项，主持军队及省级科研课题6项。以第一作者和通讯作者发表SCI论文21篇，获得军队科技进步二等奖一项、军队科技进步三等奖一项、军队医疗成果三等奖一项，擅长脑肿瘤的外科精准治疗、癫痫及植物人促醒的外科手术以及神经调控手术。

副主编简介

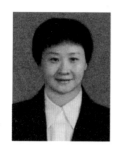

戴晓婧　武汉大学硕士研究生。现任中部战区总医院护理部主任兼副主任护师，中华护理学会理事兼灾害护理专业委员会副主任委员、全军护理专业委员会委员、军队护理创新发展专家指导组副主任委员兼军事护理卫勤专家组组长、全军军事医学及危重症护理学组副组长、湖北省护理学会副理事长兼灾害护理专业委员会主任委员，系《解放军护理杂志》《护理学杂志》《护理学报》《中华护理教育》杂志编委，武汉科技大学硕士研究生导师。主持军队科研课题 3 项，以第一作者发表论著 30 余篇，获得中华护理学会及军队科技进步三等奖 5 项。擅长医院护理管理、军事卫勤护理及危重症护理。

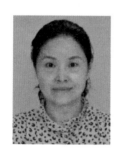

华　莎　武汉大学医学院护理本科。现任中部战区总医院神经外科护士长，副主任护师。湖北省护理学会外科（五官科）护理专业委员会副主任委员，中华护理学会外科护理委员会专家库成员。从事神经外科临床护理、教学、管理工作近 30 年，专业理论基础扎实，在颅脑外伤、颅内肿瘤、脑血管疾病、癫痫的外科治疗等专科疾病的围手术期护理、神经外科危、急、重症病人的抢救与护理、慢性伤口护理、肠内营养支持等方面积累了丰富的临床经验，参编《鞍区神经外科学》，发表护理论文 20 多篇。

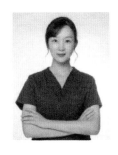

刘　敏　空军军医大学医学硕士。现任空降兵部队医院副主任医师。从事临床及科研工作近20年，发表学术论文10余篇，其中SCI论文2篇。荣获军队科技进步三等奖1项，国家发明专利1项，荣立三等功一次。

序

　　昏迷是由各种原因引起的觉醒状态、意识内容、躯体运动及感觉均出现障碍的一种临床表现。昏迷病人存在病情重、病程长、并发症多等特点，需要长期而专业的居家照顾与支持。由于疾病的特殊性，照顾者在昏迷病人的疾病康复中发挥着重要作用，照顾的质量更是直接关系病人的生命质量和健康结局。事实上，昏迷病人的照顾者大多以非医学专业的家属为主，对昏迷病人的护理重点、照顾方法相关知识储备不够，缺乏专业的指导，在居家照顾实践中面临诸多挑战，严重影响病人预后，迫切需要一本针对昏迷病人照料与护理的专用指导手册，用以指导并帮助非专业照顾者。鉴于此，由中部战区总医院神经外科团队牵头，联合其他具有多年神经专科临床经验的专家共同编写了《昏迷病人照护手册》，以期提升昏迷病人居家护理质量、防治长期昏迷导致的各种并发症，真正改善病人生存质量。

　　本手册秉承实用性为主的原则，结合编者多年的神经外科临床实践和教学经验，较全面、系统地阐述了照顾者在日常生活中面临的重点、难点、疑点。在内容上，阐述翔实，简明精要，既注重理论知识的普及，又注重实用性和可操作性；在形式上，采用传统文字与多媒体手段相结合的方式，力求直观高效地帮助照顾者掌握常用基本护理技能。总体而言，本手册结构合理，各章节重点突出，图文并茂，推荐作为昏迷病人照料的指导与科普用书，也可作为神经专科护士的培训教材。

相信本手册的发行会对我国昏迷病人居家护理起到很好的指导作用，切实增强昏迷病人照顾者的护理实践能力，更好地造福病人。

华中科技大学同济医学院附属协和医院护理部主任、主任护师

华中科技大学同济医学院硕士生导师

中华护理学会湖北分会理事长

目　录

第一章

昏迷概述

什么是意识？

意识（consciousness）是个体对周围环境及自身状态的感知，是大脑的一切活动及结果。意识是我们所体验到的一切，也被科学家称为感质（qualia），比如巧克力的香甜、玫瑰花的芬芳、金属的质感、亲人的温暖等。意识可以通过言语、行为等完成表达。

什么是意识障碍？

意识障碍（disorders of consciousness，DOC）可以分为觉醒度下降和意识内容变化，前者表现为嗜睡、昏睡和昏迷，后者表现为意识模糊和谵妄等。嗜睡表示觉醒度、注意力的轻微受损，能够被旁人叫醒配合检查，昏睡是比嗜睡更重的表现，需用高声呼唤或强烈的刺激才能唤醒。

什么是昏迷？

昏迷（coma）是最为严重的意识障碍，此时病人意识完全丧失，各种强刺激均不能使其觉醒。在人民卫生出版社出版的《神经病学》第 8 版中，将昏迷按照严重程度分为 3 级：浅昏迷、中昏迷与深昏迷。

一、昏迷的流行病学

意识障碍是急诊科常见的危重症之一，占急诊总人数的 3% ~ 5%，病死率高达 26%。昏迷的病因繁多，包括醉酒、脑中风、煤气中毒、心脏病、中毒、癫痫等。

全世界关于昏迷的流行病学研究较少，Forsberg 指出，存在意识障碍的病人约占急诊室病人的 1%；Schmidt 等人的研究发现，昏迷病人在急诊病人中占 0.4%，除了创伤性颅脑损伤和心搏骤停引起的昏迷外，主要原因还有急性原发性脑病变，如脑出血和脑肿瘤（39%），非急性原发性脑病变、严重癫痫（25%），以及一些引起继发性脑损伤的疾病，如败血症、中毒和代谢障碍（36%）。Schmidt 的研究还指出，超过 1/3 的病人昏迷是由多种因素引起的。

国内对昏迷或意识障碍的研究局限在急诊科或抢救室中，例如赵继芬等人的研究结果表明：在 270 例出现急性意识障碍的病人中，男性 183 例，女性 87 例，年龄在 14 ~ 97 岁，原因包括急性酒精中毒（25.92%）、脑出血（22.59%）、急性 CO 中毒（7.77%）、心搏骤停（8.89%）、药物中毒（7.03%）、脑梗死（5.93%）、原因不明（5.93%）、呼吸衰竭（4.07%）、低血糖（3.33%）、癫痫持续状态（2.59%）、糖尿病酮症酸中毒（1.11%）、休克（1.11%）、急性短暂性脑缺血发作（0.74%）、肝性脑病（0.74%）、癔症（0.74%）、颅内感染（0.37%）、颅内占位（0.37%）、自缢（0.37%）、溺水（0.37%）。

张洪在对郑州市第二人民医院急诊科 2010 年 6 月至 2012 年 6 月就诊的 645 例意识障碍病人进行回顾性分析后，报告如下：男性 334 例，女性 311 例，年龄分布在 14 ~ 80 岁，其中 14 ~ 40 岁 234 例，40 ~ 60 岁 145 例，> 60 岁 266 例。研究的排除标准为年龄 < 14 岁，发病时间大于 7d，病人长期意识状态改变（如老年痴呆、精神分裂症）以及就诊时死亡者。研究得出药物或中毒因素、急性酒精中毒、脑血

管病、感染因素、代谢/内分泌因素、颅脑外伤等为突发意识障碍的主要病因，在＞60岁的老年组中，脑血管病为最主要的病因。

2014年成都市第三人民医院2 974例院前急救病人前6位的主要病因依次为昏迷、外伤、心脑血管疾病、车祸伤、酒精中毒、呼吸系统疾病；其中昏迷病人占20%，男性昏迷病人占58.32%。这可能与人们的生活方式、交通量的增加等有关。

在2015年发表的《颅脑创伤长期昏迷诊治中国专家共识》中提到，重型颅脑创伤导致长期昏迷的发生率为0.52%～7.33%，平均为2.90%。

临床医生往往低估意识内容障碍，尤其是意识模糊和谵妄的发生率，意识模糊是病变部分阻断皮质功能所致，中枢神经系统有基础损伤的病人，即使有轻微的改变即可发生。在急诊抢救室病人中，意识模糊的发生率为2%，而住院病人的发生率为10%，老年住院病人的发生率可达50%。

二、昏迷的病因

（一）脑干网状激活系统

脑干网状激活系统（ascending reticular activating system，ARAS）是唤醒和维持觉醒的重要结构，其接受各种感觉信息的传入，传导兴奋传至丘脑的非特异性核团，再由此弥散投射至大脑皮质，使整个大脑皮质保持兴奋，维持觉醒状态。因此，维持清醒的结构包括：①上行网状激活系统；②丘脑；③丘脑下部激活系统；④大脑皮质。不管是什么原因导致的昏迷，都必须影响到脑干网状激活系统的稳定，才会导致意识障碍和昏迷。其他引起循环衰竭或者低氧血症的疾病也可导致昏迷，循环衰竭达到15s便会引起意识丧失，持续的昏迷会引起继发性中枢神经系统损害。

（二）昏迷的病因

昏迷代表大脑的功能障碍，包括大脑的结构障碍和非结构障碍，许多原因都有可能引起昏迷，既可能是中枢神经系统本身的问题，也可能是全身性的代谢障碍导致。

Raimund 等人的调查研究指出，除去镇静相关导致的昏迷外，颅脑损伤是最常见的原因，其次还有脑内出血、自发性蛛网膜下腔出血、心搏骤停 – 缺血缺氧性脑病、癫痫等，而感染、炎症、遗传性疾病和肿瘤较为少见。

Forsberg 等人指出，中毒、中风和癫痫是昏迷病人的主要病因。以下是笔者总结的导致昏迷的病因详述。

1. 颅脑相关疾病

结构性脑损伤

中枢神经系统的损伤一直是引起昏迷的主要原因之一。结构性脑损伤（structure brain lesions）是指直接破坏或压迫脑组织的损伤，如硬膜下或硬膜外血肿、自发性颅内出血、颅内静脉血栓、肿瘤、急性脑积水等，都可能导致意识障碍，甚至昏迷。如果损伤到 ARAS 系统结构或者引起急性大脑皮质弥漫性功能障碍，就会引起昏迷。突发急性脑梗死、脑出血时，昏迷也往往是突发的。一般是 ARAS 系统腹侧、间脑、大脑皮质（一般是双侧，也常见于左侧优势半球）等被损伤累及，累及的越多，损伤的程度就越重，病人意识恢复的时间也就越长。

大脑内的病变可引起"脑疝"，从而使人昏迷。脑疝即大脑组织因为压力从一个颅腔被挤入另一个颅腔。早期 Plum 和 Posner 等人指出，昏迷是小脑幕裂孔疝和颞叶钩回疝共同造成的，但也有另外一个观点认为，早期意识的丧失更可能仅是颞叶钩回疝造成的。后来 Ropper 等人在影像学和尸检中找到确凿的证据证明了这一点。当脑疝发生时，中线幕上结构（丘脑、透明隔、松果体、胼胝体等）的偏移程度和昏迷的严重程度有直接关系，大多数的昏迷病人有超过 9mm 的位移。脑疝不仅仅会引起病人意识丧失，病人还会出现瞳孔散大，这是因为动眼神经 – 第三对脑神经自脑干前方腹侧发出，经过斜坡斜向上进入眶上裂孔，走行在颞叶内侧面，当颅内高压导致脑疝发生时，动眼神经会受到颞叶内侧的压迫，导致麻痹症状，表现为瞳孔散大；小脑幕裂孔疝往往在病情的晚期发生，并且向前压迫到脑干，脑干受损往往提示病人预后较差。

外伤脑震荡

颅脑创伤引起的脑震荡、弥漫性轴索损伤和脑死亡可以直接造成昏迷，外伤导致的癫痫或癫痫持续状态也会造成意识障碍和昏迷。

脑震荡（concussion）是头部受到外伤后短暂的意识丧失，广义的定义还包括创伤后短暂的持续性眩晕状态。脑震荡通常伴有顺行性失忆，在受伤后几分钟到几天的时间里无法记住新的事物，或者是逆行性失忆，即不能回忆起受伤前发生的事情。在有关脑震荡的动物模型试验中，通常会出现短暂的脑干功能受损，表现为瞳孔和角膜反射的丧失或者呼吸停止。一些病人还出现类似癫痫的短暂四肢肌阵挛样表现。

脑震荡病理生理通常表现为不同程度的弥漫性或局部的轴索损伤，偶可看到点状出血或挫伤灶。在影像学检查中看到的大脑形态通常是正常的，所以也有人把脑震荡归类为功能障碍，而不是结构障碍。

外伤弥漫性轴索损伤

外伤弥漫性轴索损伤（diffuse axonal injury，DAI）引起昏迷的持续时间比脑震荡要长得多。其皮质和皮质下的神经功能通常在 2 ~ 3 周后恢复，具体恢复时间则根据创伤的严重程度有所不同，意识恢复的程度也从清醒、最小意识状态到植物状态等有所不同。

DAI 的发生和脑震荡的基本原理相同，只是所受到创伤的作用力更大，并且对大脑皮质下的白质神经纤维产生剪切损伤，严重的创伤甚至会累及脑干。通过对 DAI 死亡病人的大脑病理研究显示，其特征性病变是"轴突收缩球"，即轴突切断后，末端呈球状的回缩。

由于轴突的损伤在一般性的影像学检查中难以发现，但是在磁共振影像中，可以看到脑白质及灰质中的点状出血灶，这个可以作为诊断 DAI 的"标志物"。在严重 DAI 病人中可以发现胼胝体和脑干被盖部腹侧的出血点。弥散张量成像检查比 CT、MRI 等更加敏感。体感诱发测试对严重的 DAI 有高度的敏感性和特异性，单一的感觉通路测试就可以得到较好的检测结果。此外，经颅磁性皮质运动刺激也可以用来评估皮质脊髓运动的完整性。

继发性脑损伤

继发性脑损伤（secondary brain injury）是指由原发性脑损伤之后，间接造成的脑损伤。继发性脑损伤具有可检测性、预防性和治疗性，所以提前发现和诊断继发性脑损伤非常重要。继发性脑损伤的主要类型如下。

（1）颅内出血。出血可以发生在脑实质中或者脑实质与颅骨间的各种腔隙，如蛛网膜下腔出血、硬膜下出血或硬膜外出血。头部创伤住院病人的出血发生率约 25%，如果伴有昏迷，则出血发生率高达50% 以上。

（2）颅内血肿。在上文结构性脑损伤中已经谈论过血肿是通过占位效应引起昏迷的。血肿也会对大脑产生远期影响。例如血肿对局部脑组织的破坏，血肿也可以造成大脑的局部缺血，原因可能是血肿周围毛细血管受压，血管活性物质的释放，或者对脑组织的压迫等。

（3）颅内压（intracranial pressure，ICP）升高。颅骨的容积是固定的，当有颅内占位或组织体积增加，比如血液流量增多或脑组织水肿等，颅腔内其他组织（脑脊液、血液、脑组织）便会发生变化以应对颅内压力的升高，但是当压力增加超过一定程度时，自身颅内压力的代偿便会失效，压力呈指数升高，形成脑疝并导致脑灌注压的降低。当颅内压明显高于颅内动脉血压时，便会产生缺血性脑损伤。

（4）其他损伤。长期、频繁的癫痫发作，脑脓肿或严重的电解质紊乱对大脑也可以产生继发性脑损伤。有研究通过对病人的脑电图检查发现，至少8%的脑损伤昏迷病人有非惊厥性癫痫发作，而他们在发作期间并没有抽搐的表现。癫痫持续状态会长期持续地损害大脑，所以对于癫痫的早诊断、早治疗是很重要的。配备可用的脑电图检测可以提高重症监护病房的救治能力。持续监测48h以上的脑电图可以提高非惊厥性癫痫持续状态的检出率，并且在癫痫病人的抢救过程中，脑电图可以提供反馈，便于医生控制镇静药物，避免镇静或麻醉过度。

2. 中毒性、代谢性和营养性脑病

引起中毒的物质包括内源性毒物和外源性毒物，其中内源性毒物包括氨气（高血氨症）、CO_2（CO_2潴留）、卟啉病、尿毒症或某些线粒体遗传疾病，外源性毒物包括酒精（急性酒精中毒）、CO、水杨酸、副醛、有机磷、重金属、有毒动植物、有毒气体、抗抑郁药、兴奋剂、镇静药、麻醉剂、催眠药、致幻剂、氯胺酮、强心苷、抗惊厥药、异烟肼、亚硝酸盐等。

引起代谢性疾病的可能原因有低血糖（胰岛素过量、降糖药过量）/高血糖（糖尿病酮症酸中毒、糖尿病高渗性昏迷）、甲亢或甲减危象、肝性脑病（酒精性肝病）、肺性脑病、黏液性水肿昏迷、垂体危象、肾上腺皮质功能减退症、库欣综合征、嗜铬细胞瘤、胰岛素瘤、甲状旁腺功能亢进症、甲状旁腺功能减退症等。

除此之外，电解质紊乱也会引起昏迷，包括酸中毒/碱中毒、高钠/低钠血症、高钙/低钙血症、高磷血症、高镁/低镁血症、低氯血症等。

以上这些疾病大多会引起身体一个或多个器官的功能障碍，初期通过及时的治疗可以恢复，当未得到治疗或治疗无效时，就会引起昏迷，这些疾病往往没有神经系统定位体征（如偏瘫或瞳孔散大），但通过临床症状和实验室数据的检查可以区分这类疾病，临床医生也可以通过详细的病史以及发病时的情况找到诊断的线索。

表1–1列出了可能引起昏迷的主要药物/毒物及特点，通过了解其特点可以帮助医生迅速发现某些特定药物/毒物中毒的线索。

表1–1　不同药物/毒物的致病特点

药物/毒物类型	名称	临床表现
交感神经兴奋剂	可卡因、安非他明、麦角酸二基胺、麻黄碱、假麻黄碱	心率和血压升高；瞳孔扩张；出汗、躁动、幻觉、癫痫
交感神经拮抗剂	阿片类药物，α_2受体激动剂，镇静剂，酒精	瞳孔缩小；低血压，心动过缓，呼吸减慢
胆碱能受体兴奋剂	有机磷，氨基甲酸酯类杀虫剂	针尖样瞳孔；出汗、唾液分泌增多、支气管分泌物和胃肠道活动增加；精神错乱、癫痫发作、昏迷、呼吸衰竭
胆碱能受体拮抗剂	第一代抗组胺药，三环类抗抑郁药，阿托品	瞳孔扩张，无反射性；心动过速、出汗减少、肠梗阻、发热、尿潴留

另外，通过对昏迷病人生命体征（如呼吸）的观察，结合血气分析结果也可以帮助诊断（表1–2）。

表1–2　呼吸合并酸碱性的辅助诊断

呼吸模式	酸碱性	pH、$PaCO_2$、HCO_3	可能原因
过度换气	代谢性酸中毒	pH < 7.3　$PaCO_2$ < 30mmHg　HCO_3 < 17mmol/L	尿毒症，糖尿病酮症酸中毒，乳酸性酸中毒，水杨酸盐中毒，甲醇中毒，乙二醇中毒

呼吸模式	酸碱性	pH、PaCO₂、HCO₃	可能原因
过度换气	呼吸性碱中毒	$pH > 7.45$ $PaCO_2 < 30mmHg$ $HCO_3 > 17mmol/L$	肝功能衰竭，急性脓毒症，急性水杨酸中毒，低氧血症，心理因素
通气不足	呼吸性酸中毒	$pH < 7.35$（急性） $PaCO_2 > 90mmHg$ $HCO_3 > 17mmol/L$	中枢（如大脑或脊髓）或周围神经系统疾病，胸部疾病或畸形，严重高碳酸血症的昏迷
通气不足	代谢性碱中毒	$pH > 7.45$ $PaCO_2 > 45mmHg$ $HCO_3 > 30mmol/L$	大量呕吐，摄入过量碱类；如有昏迷，则可以考虑癔症等其他原因

下面这些临床检查也有助于诊断。

（1）抗胆碱能药物会影响瞳孔的大小和反射。例如大量服用三环类抗抑郁药物导致瞳孔反射消失；大量服用巴比妥类药物可以抑制瞳孔反射以及所有的脑干反射；在严重的低血糖或缺血缺氧性脑病中，大脑可有不同程度的功能损伤（一般具有可逆性，但如果损伤严重或时间较长，可导致神经元不可逆的死亡）。阿片类药物中毒时，瞳孔呈针尖样，但是瞳孔反射存在。

（2）韦尼克脑病病人前庭 – 眼反射（vestibular–ocular reflex，VOR）消失，但是瞳孔反射和其他颅神经反射正常。这是因为病变选择性累及脑室和中脑导水管附近的灰质结构，其中就有控制 VOR 的前庭核。G.B.Young 等人在 2007 年发现大剂量或者累计剂量较大的镇静药可以选择性短暂地抑制 VOR。

（3）一些严重的神经 – 肌肉无力病症，例如格林 – 巴利综合征合并低磷血症，由于个体严重营养不良，磷酸盐在糖负荷循环后进入细胞内，导致外周血中磷急速下降。四肢迟缓性瘫痪也可以出现在急性严重低钾血症和低镁血症中。

（4）癫痫，发作常表现为肌阵挛性（双侧同时抽搐，和上文中的多灶性肌阵挛不同）。许多代谢性脑病的病人都可以发生，例如低钠血症、高渗状态（尤其是非酮症高血糖状态，常常被误诊为癫痫）、低钙血症、严重高钙血症、尿毒症、晚期肝性脑病、低血糖以及心脏复苏后脑病等。肌阵挛性癫痫持续状态往往提示预后不佳，意识很难恢复。

3. 全身或中枢神经系统性感染

全身的感染和炎症反应可以引起类似代谢性的脑病，比如重症胰腺炎、严重创伤和大面积烧伤等。其病理机制有微循环受损、血液中氨基酸失衡导致大脑神经递质变化、细胞因子的直接和间接影响、自由基的产生以及多个器官衰竭的次级效应等。脑电图（EEGs）可以对脑病的严重程度进行分级，严重脑病的死亡率高达 70%，但死亡的直接原因为多器官功能衰竭，而不是神经系统并发症。

细菌的细胞壁中含有脂多糖分子，它通过刺激胶质细胞、星形胶质细胞、单核细胞、微血管内皮细胞和白细胞产生炎症细胞因子和趋化因子，从而引发脑膜炎症。脑脊液中炎症细胞因子的存在导致很多病理后果的产生，例如肿瘤坏死因子和白细胞介素 –1 改变血脑屏障的通透性，形成血管源性脑水肿，并导致血清蛋白等相关分子漏出到脑脊液中，在蛛网膜下腔形成脓肿性病变，进一步阻碍脑脊液循环，降低蛛网膜颗粒的吸收能力，最终导致脑积水和间质性脑水肿的形成。脓性渗出物包裹颅底动脉，缩小动脉直径，形成动脉炎，再加上脑积水或脑水肿的改变，一并会导致脑缺血、脑卒中或者局灶性神经功能缺损。

化脓性脑膜炎的昏迷最初可能是由炎症因子的毒性作用导致，然后是继发性原因，比如脑水肿、梗阻性或交通性脑积水、癫痫、动脉炎、缺血性或出血性脑梗死或脓毒性静脉窦血栓形成的脑血管并发症。

真菌性脑膜炎和寄生虫引起的脑膜炎和上文中的机制类似。

脑炎中引起的组织破坏通常是弥漫性和多灶性的，神经影像学可以帮助诊断，腰椎穿刺和脑脊液分析是脑炎诊断的金标准。

4. 体温过高或体温过低

低体温是指躯体核心温度低于 35℃，但导致昏迷的低体温通常低于 28℃。体温低于 35℃，病人首先出现精神错乱，随之出现昏迷，当体温低于 28℃后，瞳孔光反射消失，低体温还可以引起心室颤动和心搏骤停。

当体温在 30℃时，脑电图出现速度减慢，在 20 ~ 22℃时，脑电图出现暴发印制模式，在 20℃以下时，脑电图显示为等电位，这些可能逐渐反映了大脑中突触传递的停止或消失。体温每下降 1℃，脑血流量减少约 6%，当体温低于 25℃时，脑血流便失去自我调节能力。

体温过低的原因可能是外伤、原发性或继发性自主神经功能丧失，原发性通常指下丘脑疾病，继发性原因有高位脊髓损伤、甲状腺功能减退、肾上腺衰竭、韦尼克脑病、脓毒症晚期或镇静药物中毒等，对于后 5 种情况，昏迷通常是由于原发病，而不是继发性低体温。

体温高于 38.5℃称为体温过高，体温高于 42℃直接引起脑电图节律减慢、癫痫发作等。癫痫的发生可能与细胞外谷氨酸含量的增加或者神经元和胶质细胞膜上的钠－钾泵功能受损相关。体温升高的原因有产热增加、散热减少或下丘脑功能障碍等。产热增加的原因包括恶性高热（肌肉肌浆网功能紊乱，离子钙释放入细胞质中，导致肌动蛋白和肌蛋白丝的异常收缩）、甲状腺毒症，可卡因或安非他明滥用，水杨酸中毒或癫痫持续状态等；散热减少包括中暑、自主神经功能障碍、使用抗胆碱药物或较长时间处于炎热环境；下丘脑和脑干疾病，包括中风、创伤或脑炎等，会引起体温调节中枢失调。

5.心源性原因

心源性原因引起的昏迷和上文中缺氧引起的脑病机制相似，由于心血管系统功能障碍，导致氧气运输受阻，进而导致大脑缺氧，神经细胞坏死、肿胀，脑组织水肿，颅内压升高，最终昏迷并形成不可逆损伤。

心源性昏迷主要包括各种原因导致的低血容量休克，比如心律失常、心肌梗死、血管迷走神经性晕厥、心脏瓣膜病、充血性心衰、心包填塞、失血性休克等，还有血栓性血小板减少性紫癜、弥散性血管内凝血、重症贫血等血液系统疾病，或者心源性脑缺血发作（Adams-stokes 综合征）、高血压脑病等血管性疾病。

三、昏迷的不同水平

在人民卫生出版社出版的《神经病学》第 8 版中，将昏迷按照严重程度分为以下 3 级。

（1）浅昏迷。意识完全丧失，仍有较少的无意识自发动作。对周围事物、声、光等刺激完全无反应，对强烈刺激如疼痛刺激可有回避动作及痛苦表情，但不能觉醒。吞咽反射、咳嗽反射、角膜反射以及瞳孔对光反射仍然存在。生命体征无明显改变。

（2）中昏迷。对外界的正常刺激均无反应，自发动作很少。对强刺激的防御反射、角膜反射和瞳孔对光反射减弱，大小便潴留或失禁。此时生命体征已有改变。

（3）深昏迷。对外界任何刺激均无反应，全身肌肉松弛，无任何自主运动。眼球固定，瞳孔散大，各种反射消失，大小便多失禁。生命体征已有明显改变，呼吸不规则，血压或有下降。

当昏迷时间过长，超过了 28d，就会转入慢性意识障碍阶段

（prolonged disorders of consciousness，pDOC）。pDOC 指意识丧失超过了 28d，包括植物状态（vegetative state，VS）和微意识状态（minimally conscious state，MCS）。

VS 指保存脑干基本反射及睡眠－觉醒周期，有自发睁眼或刺激睁眼，但无意识内容的状态，保留有不同程度的脑神经反射和脊髓反射。其主要临床特征是自我表达和沟通交流的功能丧失。

MCS 是指病人出现不连续和波动性的明确意识征象。这些病人可表现出情感和定向行为反应，如遵嘱活动、使用物品、疼痛定位、视物追踪或凝视目标等，或者出现哭、微笑或大笑反应，或对评论或问题的语言内容产生直接反应，表现为发音或手势等。2012 年，Bruno 将 MCS 进一步分为 MCS− 和 MCS+。MCS− 指临床上出现视物追踪、痛觉定位、有方向性的自主运动，但无法完成遵嘱活动；MCS+ 指出现了眼动、睁闭眼或肢体的稳定遵嘱活动，但仍无法完成与外界功能性交流，或不能有目的地使用物品。

（管江衡　于多）

第二章

昏迷病人呼吸道管理

首先，昏迷病人长时间卧床，不能自主改变体位，使得胸廓的活动范围缩小，同时肺底长期处于较低的位置，容易导致分泌物积聚，严重者甚至会发生坠积性肺炎。其次，部分昏迷病人因病情需要进行侵入性操作，例如气管插管、气管切开、吸痰等，致使气道内黏膜及纤毛上皮细胞损伤，咳嗽、咳痰反射减退，气道内痰液不易自主排出，从而加重呼吸道感染。加之昏迷病人往往不能经口进食，需要置入胃管进行鼻饲，如果喂养时的体位不当、鼻饲方式不合理等，容易引起食物或呕吐物反流误吸。除此之外，昏迷病人口腔自净能力下降，口腔细菌大量定殖易下移至呼吸道，这些都可能造成肺部感染。同时，昏迷病人病情重、病程长、机体免疫力下降、营养不良，与细菌和病毒做斗争的能力下降，感染的风险也会相应增加。综上所述，诸多原因都会导致肺部感染、住院时间延长，影响病人的预后，严重者甚至导致病人死亡。因此，保持病人呼吸道通畅，做好气管切开病人的呼吸道管理非常重要。

一、呼吸道的结构与功能

呼吸系统分为上呼吸道和下呼吸道两部分（图2-1），其主要功能是与外界交换气体，将新鲜的氧气运输至体内，以及将二氧化碳呼出体外，来进行新陈代谢。

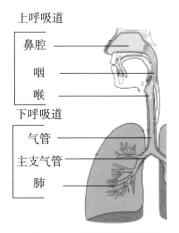

上呼吸道
鼻腔
咽
喉
下呼吸道
气管
主支气管
肺

图 2-1　呼吸系统示意图

　　呼吸道有自我防御功能，它有3层保护屏障，一是当空气吸入鼻腔时，鼻毛可以过滤灰尘等大颗粒杂物；二是气管及支气管上皮细胞分泌的黏液，像"黏鼠板"一样，黏住异物颗粒，然后通过纤毛的摆动，将它们向上清扫排出；三是巨噬细胞，它可以将吸入的颗粒和细菌吞噬，并带着它们的包裹物向上移至细支气管壁上的黏液层，随黏液排出。同时鼻、咽部有广泛的黏膜和丰富的腺体，对吸入的空气进一步调温、调湿及清洁。

　　拔鼻毛、剪鼻毛、挖鼻孔，这些行为会影响鼻腔的自洁功能；吸烟、吸入干燥寒冷的气体或刺激性物质、慢性炎症等，可能会损害气管、支气管杯状细胞和纤毛上皮细胞纤毛的运动，使呼吸道的自我防御功能下降；由于肺泡内巨噬细胞生活在氧分压较高的肺泡中，缺氧时，其"作战能力"会大幅下降。所以我们要加强对呼吸道的管理。

二、人工气道的建立

　　人工气道是将导管直接插入气管或经上呼吸道插入气管所建立的气体通道。由于昏迷病人意识丧失，正常生理反射被抑制，导致气道保护机制被破坏，极易出现误吸和分泌物潴留，甚至发展为严重的肺部感染。所以，为了保持呼吸道通畅，根据病人的病情需要，适时建立人工气道。目前最常用的人工气道是气管插管和气管套管。气管插管是将一种专用的气管内导管通过口腔或鼻腔，经声门置入气管或支气管内的方法，适用于自主呼吸突然停止，紧急建立人工气道进行机械通气、急诊救治、麻醉等处置。气管插管适合短时间内必须建立人工气道的病人，一旦病人需要长时间建立人工气道，一般都会实施气管切开术，该手术由专科医生操作完成，切开颈部中段气管，在气管内放入金属或硅胶的空心套管。待病情好转，经医生评估后方可拔除气管套管。一般情况下，气管切口可自行愈合。如出院时暂未拔除气管套管者，出院后需进行日常维护。昏迷病人居家照护以气管切开最为常见。

三、气管切开病人出院前准备

部分昏迷病人行气管切开术后需要长期留置气管套管，待基础病情稳定，可能需要转为居家照护模式，这就对照护者的要求比较高，病人家属会产生困扰，例如：出院后气管切开造瘘口处敷料的更换、气管内套管的更换、清洗与消毒，日常生活护理及突发情况的处理等。如果护理方法不得当，病情观察不仔细，可能会对病人造成伤害甚至危及生命。病人出院前，居家照护者需要学习并熟练掌握气管切开病人日常护理相关操作方法及注意事项，从而使病人能够得到合理、充分、有效的护理。出院后，家属可通过电话、医院微信公众号、QQ群、主治医师门诊等方式与医护人员沟通交流，并根据居住地选择就近社区医院就医。

（一）知识与技能的准备

（1）家属能够熟练掌握气管切开病人居家日常生活护理；保持居住环境的温度和湿度适宜，定时通风换气，做好病室清洁；定期给病人进行康复运动训练，加强营养支持，掌握并发症的预防及应急处理；由于病人抵抗力较差，应尽量少去公共场合。

（2）出院前通过医护人员的指导或查阅相关资料，家属能够熟练掌握气管切开护理相关理论知识，熟练操作气管套管外套管的固定、气管切开造瘘口处换药、气管内套管的清洗与消毒、超声雾化吸入、吸痰及辅助排痰等相关技能。

（3）出院后，家属掌握家庭自我监护和救护要点以及复诊时机。遵医嘱定期复诊，平时不适随诊。按时复诊是保证病人生命安全的首要前提，同时有利于医生及时了解病人居家健康状况。

（二）物资准备

电动吸引器、吸引连接管、吸痰管（成人一般选择 10 ~ 12 号吸痰管，优先选择带侧孔的吸痰管）、气管切开外套管固定带、无菌剪口纱布、有盖消毒罐、手套、碘附、棉签、软尺，需要雾化吸入的病人准备空气压缩雾化机或超声雾化机。无菌气管全套管、无菌血管钳在紧急情况时备用。

四、气管切开病人的护理

（一）妥善固定

（1）目的以及重要性。昏迷病人行气管切开术后，我们需对气管套管进行妥善固定，防止管道脱出或管道位置发生偏移，以保持呼吸道通畅。固定带的松紧度以刚好能将一根手指放入固定绳下为宜，不能过松也不能过紧，过松会导致固定不牢，气管套管容易发生意外滑脱，过紧会给病人不舒适感，同时容易造成皮肤损伤甚至影响病人颈部血液循环。

（2）固定材料的选择。我们常使用棉质扁绳固定带或魔术贴固定带对气管外套管进行固定。棉质扁绳固定带相对经济实惠，但需要打死结进行固定，不方便随时调节固定带的松紧度，且容易扭曲，影响舒适度，同时使用前需要裁剪，较为烦琐。魔术贴固定带使用及更换较为方便，不需要剪裁，活动扣方便随时解开调整松紧度，但价格相对棉质扁绳固定带贵。

（3）更换时机及注意事项。气管切开周围皮肤汗液分泌过多或者痰液喷出时易污染气管套管固定带，潮湿的固定带长时间固定于颈部皮肤，极易导致该处皮肤发生红肿甚至破溃，而当固定带水分蒸发后，会变硬甚至卷曲，又容易划伤颈部周围皮肤。为有效避免上述情况的出现，在平时的护理中，需要特别注意保持颈部皮肤的清洁，避免痰液、汗液等分泌物污染气管套管固定带。频繁更换固定带既增加了经济负担，又存在气管套管脱出和移位的风险。由此可见，气管套管的有效固定极其重要，既要防止气管套管脱出，又要保护病人颈部皮肤不受损伤。

（二）保持呼吸道通畅

（1）及时吸痰，清除呼吸道分泌物。保持呼吸道通畅最重要的就是清除呼吸道分泌物。如果痰液淤积在气道里，排出不畅，容易造成呼吸受阻。同时，痰液里的细菌容易在呼吸道生长和繁殖，造成感染。

吸痰时机：气管切开且不能自主咳痰的病人，需要通过吸痰管吸出口腔、鼻腔以及气管套管内的分泌物。可以定时给病人吸痰，尤其是叩背及雾化吸入后。如果听见气道内"呼噜呼噜"声、可看见分泌物、考虑与气道分泌物相关的血氧饱和度下降时，也可以按需给病人吸痰。

吸痰的顺序及注意事项：先进行人工气道的吸引，然后进行口腔和鼻腔分泌物吸引，每次吸痰应更换吸痰管，不能反复使用。吸痰操作需注意落实手卫生，严格无菌操作，防止感染的发生。吸痰时注意观察病人的面色及呼吸，每次吸痰时间不超过15s，以免造成缺氧。

（2）适时湿化，预防痰痂的形成，降低气道堵塞的风险。人工气道的建立导致气道长期开放，吸入的气体绕开上呼吸道，削弱了原本上呼吸道的调温、调湿功能，增加了呼吸道的水分蒸发，使气道内痰液变得黏稠，形成痰痂堵塞气道，在不同程度上影响着病人的通气。这时需要增加吸入气道气体的温度和湿度，使气管和肺部能吸入含足够水分的气体，让气道黏膜得到湿化、稀释痰液、维持黏液纤毛的正常运动，利于痰液的排出。不仅要保证气管切开病人的病室温度和湿度适宜，还需要在气管套管开口处搭盖双层生理盐水湿纱布或者使用人工鼻，必要时可遵医嘱给予超声雾化吸入，稀释痰液，湿化气道。

（3）预防肺部感染。气管切开破坏了呼吸道原有的结构，使得呼吸道抵抗细菌的能力下降，肺部感染的概率大大增加。气道受到细菌感染带来的刺激，很容易发生痉挛。居家照护者在进行吸痰、气管切开护理等操作前后要严格落实手卫生，注意无菌操作；做好气管切开病人居住环境的温度和湿度管理，定期通风、保持室内清洁；加强口腔护理，以减少口咽部定植细菌的形成及移位；加强营养，提高机体免疫力；落实好翻身、叩背，以利于痰液的排出，预防肺部感染的发生。

（三）气管切开造瘘口的消毒处置及气管套管的维护

（1）气管切开造瘘口的消毒。通常气管切开造瘘口处的无菌剪口纱布每日更换 1～2 次，如血液、痰液、分泌物等污染造瘘口处敷料时，需随时更换消毒，以免造成造瘘口感染。消毒气管切开造瘘口前先吸痰并检查造瘘口周围皮肤有无异常，然后由内向外进行环形消毒，消毒直径至少 10cm。消毒剂的选择宜采用含碘类或乙醇类皮肤消毒剂，消毒剂过敏者可使用 0.9% 氯化钠溶液。每根消毒棉签只用于消毒一次，不可反复使用。

（2）气管套管的更换。气管套管有内套管和外套管之分，外套管的更换需要由专业医生操作，内套管的更换可由经过培训的居家照护者完成，每天至少更换 2 次气管内套管，可常规配备 2 个内套管，如遇内套管污染、堵塞，随时更换。更换内套管时，操作者一手固定外套管，另一手松开卡扣，顺着管道方向动作轻柔地更换内套管。

（3）气管内套管的消毒与处理。居家照护时，气管内套管的消毒通常使用煮沸消毒法或酒精浸泡消毒法，其中煮沸消毒法适用于金属气管套管，硅胶套管禁止使用煮沸消毒，以防止硅胶套管变形。消毒前可先对内套管采取预处理措施，金属内套管先煮沸 3～5min，硅胶内套管使用多酶稀释液浸泡 3～5min，以软化痰痂，然后在流动水下对取出的气管内套管使用专用气管刷进行刷洗，刷洗后对光检查套管内、外壁上有无痰痂残留。随后将金属内套管进行煮沸消毒，煮沸时间≥15min，海拔高的地区适当延长煮沸消毒的时间。硅胶套管用 75% 酒精浸泡消毒，浸泡时间≥30min，消毒结束后将干燥、冷却的内套管放入外套管内。

（四）人工气道湿化

通过不同的痰液分度（表 2-1）可以对湿化的程度进行评判，以此来指导临床的工作。

气道湿化不足会导致痰液变黏稠，形成痰痂，影响呼吸。湿化过度会使痰液稀薄，需要频繁吸痰，如做不到有效吸痰，易引起肺部感染。湿化满意才能促使痰液有效排出，保证呼吸道畅通。

表 2-1　痰液分度

痰液分度	Ⅰ度	Ⅱ度	Ⅲ度
性状	稀痰	中度黏痰	重度黏痰
颜色	呈米汤样或白色泡沫样	呈白色或黄白色	大多呈黄色黏状，可伴有血丝或呈血痰
是否容易咳出	易咳出	用力咳嗽时可咳出，但痰液有拉丝情况	不易咳出
吸痰后吸引管内壁痰液滞留程度	无痰液滞留	少量痰液滞留，但是易被水冲干净	大量痰液滞留，且不易被水冲干净，吸痰管常因负压过大而发生塌陷

1. 气道湿化方法

1）雾化吸入：通过雾化机将药液打散成细微的气雾，随着呼吸进入下呼吸道的一种气溶胶吸入疗法。雾滴小且均匀，可直接作用于气道，效果较明显，方便居家操作。雾化时间一般为 15 ~ 20min，雾量大小根据病人的需要和耐受情况来调节，两次雾化之间至少间隔30min。居家使用一般选择空气压缩雾化机或超声雾化机。

2）湿纱布覆盖：将无菌纱布用生理盐水打湿并双层覆盖在气管套管外口，能湿润进入气道的空气，同时阻挡异物坠入气道内。空气中的湿度差异性较大，需要根据纱布的湿度状况，不定时地将纱布打湿来调节气道的湿度。但是，纱布覆盖湿化效果相对较差，吸痰时纱布反复移开容易被污染。

3）人工鼻：又称为热湿交换器，通过吸收病人呼出气体的热量及水分，作用于吸入的气体来加湿和加温，安装简单，痰液较多时容易被污染，有造成堵管和感染的风险，比较推荐用于痰液较少的病人。

4）间断气管内滴药：病人吸气时，用去除针头的注射器沿气管套管内壁滴入湿化液，推注的液量和频次均没有明确规定。气管内滴药存在湿化不均匀的缺点，容易引起刺激性咳嗽，还可能将痰液冲向气道更深处，造成气道堵塞、肺部感染，不建议居家照护者操作。

2. 湿化液的选择

常用的湿化液包括 0.45% 氯化钠和药物湿化液等。具体的湿化液选择需听从医生指导。

1）0.45% 氯化钠溶液：一般用生理盐水和灭菌注射用水以 1∶1的比例配成低渗溶液，其在气道内经过水分蒸发后较符合生理特性，刺激性较小，使痰液变稀薄容易吸出。

2）药物湿化液：药物湿化液的选择根据病情遵医嘱使用。常用的黏液溶解剂有盐酸氨溴索和乙酰半胱氨酸，能减少呼吸道黏膜黏液腺分泌，降低痰液黏稠度，促进痰液排出；常用吸入性糖皮质激素有布地奈德、丙酸倍氯米松，具有降低气道高反应性的作用，从而控制气道炎症和哮喘症状。

（五）辅助排痰的方法

气管切开病人咳嗽、咳痰反射减弱，气道内痰液不易自主排出，可以通过人工叩背或者仪器辅助物理震动气道，松弛痰液，利于痰液排出，注意辅助排痰不宜选择在餐前半小时或餐后 2h 内进行，操作时避开脊柱、乳房及肩胛部。操作过程中注意观察病人面部及嘴唇有无发绀、呼吸是否平稳等情况，操作后及时吸痰。

（1）人工叩背。操作者五指并拢弯曲，用前臂带动手腕的力量，单手或者双手在病人后背部自下而上、由外向内有节奏地叩背，通过震动胸背部，使肺部分泌物松脱。叩击力量要适宜，叩击力量过重会导致病人不舒适，过轻则排痰效果下降。

（2）仪器辅助排痰。震动排痰机以物理定向叩击的方式，通过震动促使气道内痰液松弛，加强纤毛运动，利于痰液排出。震动排痰机力量适中、状态持续、频率稳定，病人更容易耐受。

适应证：哮喘、支气管扩张、慢性阻塞性肺疾病、慢性支气管炎、急性肺炎、气管切开术后需排痰理疗者。

禁忌证：皮肤及皮下感染、肺部肿瘤、结核、气胸、肺脓肿、凝血机制障碍、肺部血栓、肺出血及咳血、极度衰弱不能耐受震动的病人。

（六）气管切开病人的观察

（1）呼吸的观察。安静状态时，成人正常呼吸频率为 16 ~ 20 次 /min，呼吸均匀、节律规则且平稳。需加强对气管切开的病人呼吸的观察，一看呼吸频率及节律是否改变，二听呼吸声音。当病人呼吸急促时，观察病人是否出现高热，或者被服盖住了气管套管口，导致气道堵塞；当呼吸频率减慢，低于 12 次 /min 时，可能出现颅内压增高，需立即就医；当气道发出"呼噜呼噜"痰鸣音时，提示气道内痰液较多，需要立刻吸痰；当气道出现高调类似蝉鸣音时，则考虑气道湿化不足，痰痂堵塞，需加强气道湿化。

（2）缺氧症状的观察。居家可以自备血氧饱和度监测仪，通过仪器监测血氧饱和度，也可以通过观察皮肤黏膜判断有无缺氧症状，如出现口唇、面色发绀，甲床青紫，呼吸困难，血氧饱和度持续低于95%，先给病人氧气吸入，症状无缓解时立即就医。

（3）气管切开造瘘口的观察。保持气管切开造瘘口处敷料清洁、干燥，更换敷料时严格无菌操作，并仔细查看气管切开造瘘口处周围皮肤有无红肿、脓性分泌物以及异常气味。如出现以上情况，考虑出现了感染，需就医进行处理。

（4）气管套管内排出物的观察。观察气道内有无胃内容物的反流误吸，以及分泌物的颜色、性状、气味、量的改变。正常人一般无痰或少痰，痰液呈白色或者透明色，没有特殊气味。当痰液颜色出现改变、量增多、出现臭味时，考虑出现呼吸道感染，需入院留取痰液标本检查。痰液黏稠提示湿化不足，痰液过于稀薄则提示湿化过度。

（七）口腔护理

昏迷病人不能经口进食，口腔自洁能力下降，容易导致口臭、口腔细菌繁殖甚至下移引起坠积性肺炎的发生，因此做好口腔护理至关重要。采用棉球擦拭或者冲洗结合刷洗法进行口腔清洁，一天2～3次。棉球擦拭法操作较简单，但棉球吸水后，摩擦力变小，容易清洁不到位。冲洗结合刷洗法取材方便，能有效清除牙菌斑，减少口腔细菌定植，但操作要求高，操作不当可造成误吸。口腔护理前先吸出口腔、鼻腔以及气道内分泌物，抬高床头并将病人头部偏向操作者，颌下放置隔水垫，然后观察口腔有无牙齿松脱及黏膜破损等情况。操作期间注意观察病人面色及呼吸有无异常，如出现不适，立即停止操作。

（1）棉球擦拭法。使用口腔护理包内的止血钳，夹取蘸有生理盐水或 0.12% 氯己定含漱液的棉球，轻柔地进行擦拭，棉球不能太湿，以免水分过多引起呛咳，注意每次只夹取一个棉球，擦拭顺序：由内向外擦拭牙外侧面→内侧面→咬合面→颊部→硬腭→舌面→舌下，擦拭结束后检查口腔内有无棉球遗落。

（2）冲洗结合刷洗法。将豌豆大小的含氟牙膏挤在小头软毛牙刷上，蘸水打湿后刷洗牙齿，刷洗顺序同棉球擦拭法。刷洗结束后，一手持已抽吸温开水的注射器，缓慢冲洗口腔，同时另外一手持吸痰管进行负压吸引，吸痰管开口应置于口腔最低点，以方便吸尽冲洗液，防止误吸。

（八）气管切开病人的环境要求

（1）温度。适宜的环境温度标准因人而异，一般室温以 18 ~ 22℃为宜，老年人居住环境以 22 ~ 24℃为宜。室温过高会使人神经系统受到抑制，干扰消化功能和呼吸功能；室温过低会使人畏缩、肌肉紧张而产生不安，容易导致病人着凉。建议家中配备室温表，以便随时观察和调整室内温度。

（2）湿度。室内适宜的湿度为 50% ~ 60%，湿度过高或者过低都会给病人带来不适感。室内湿度过高会导致水分蒸发减少，排汗受到抑制，病人会感到潮湿、气闷；室内湿度过低会导致空气过于干燥，气道内水分大量蒸发，黏膜干燥，痰液逐渐黏稠，甚至形成痰痂，对气管切开病人十分不利。室内湿度过高时，可以采用空调除湿、空气除湿器或者开窗通风降低室内湿度的方法；室内湿度过低时，可以采用地面适量洒水、加湿器加湿的方法来提高室内湿度。

（3）通风换气及环境物表消毒。气管切开病人的病室应每天定时开窗通风，每次 30min，使室内空气新鲜流通，通风时为病人盖好被褥，注意保暖，以免受凉。病室内减少访视及人员走动，室内空气消毒可采用紫外线照射消毒，消毒前要注意先清扫尘埃，关闭门窗，室内无人在场时才能进行消毒，照射消毒时间 ≥ 30min。日常环境物表消毒可选择含 1 000 ~ 2 000mg / L 的季铵盐类消毒剂，对床、床头柜、门把手、地面等接触频繁的物体表面进行湿式擦拭，注意季铵盐类消毒剂不要和肥皂、洗衣粉合用。

五、操作流程

（一）气管切开外套管固定（视频 2-1）

1. 用物准备

固定带、软尺。

2. 操作流程

1）魔术贴固定带。

视频 2-1

（1）双人操作，一人手轻扶固定外套管，另一人取出需更换的脏固定带。

（2）检查颈部周围皮肤有无异常，并清洁颈部皮肤。

（3）先将固定带穿过套管一侧的圆孔环并固定，再将固定带绕过颈部，穿过套管另一侧的圆孔环后使用魔术贴固定，检查松紧度，以能够伸入一指为宜。

2）棉质扁绳固定带。

（1）双人操作，一人手轻扶固定外套管，另一人取出需更换的脏固定带。

（2）检查颈部周围皮肤有无异常，并清洁颈部皮肤。

（3）软尺测量颈围，根据颈围准备棉质扁绳固定带，长度以缠绕病人颈部一周，并方便打结为宜。棉质扁绳固定可采用"4"字系带法。将棉质扁绳穿过套管一侧的圆孔环，采用"4"字系带法固定，调节合适长度。将另一根棉质扁绳穿过套管对侧的圆孔环，同样采用"4"

字系带固定，调节合适长度，最后将 2 根棉质扁绳打死结固定，注意不要固定在颈后，以免皮肤受损。检查松紧度，以能够伸入一指为宜。

3. 注意事项

1）在更换和固定过程中，需要双人操作，始终保持管道的正确位置，防止管道滑脱。

2）固定带的松紧以能够伸入一根手指为宜。

3）固定带被汗液、痰液污染后，容易变干、变硬，摩擦颈部皮肤，导致皮肤红肿甚至破溃，应及时更换并检查颈部皮肤有无异常。

（二）吸痰（视频 2-2）

1. 用物准备

电动吸引器、吸引连接管、有盖消毒罐、吸痰管（成人 10 ～ 12 号，优先选择带侧孔的吸痰管）、手电筒、手套。

视频 2-2

2. 操作流程

1）连接吸引连接管，打开电动吸引器开关，反折吸引连接管，调节负压至 0.04 ～ 0.053MPa。

2）遮住病人眼睛，对光检查鼻腔有无鼻黏膜破损及出血，检查口腔内有无牙齿松脱。

3）打开吸痰管外包装，右手戴手套，拿出吸痰管，戴好手套的手不要触碰吸痰管以外的物品，左手丢弃外包装，连接吸引管。

4）左手反折吸痰管末端，右手将吸痰管轻柔地插入气管套管内 10 ～ 15cm，插入时不可有负压。

5）左手松开吸痰管末端，右手左右旋转并向上提管吸痰。吸痰期间注意观察病人面色及呼吸情况，吸痰时间不超过 15s。

6）生理盐水冲管，防止痰液堵塞连接管。

7）使用后的吸痰管缠绕并用手套反折包裹后丢弃。

8）吸痰时先吸气管切开处，再吸口腔和鼻腔。每吸痰一次应更换吸痰管。

9）更换吸痰管后经口腔吸痰，如有义齿应先取出，迅速吸出口咽部分泌物，注意动作轻柔。病人出现呛咳或恶心时，应暂停操作，待平稳后再进行吸引。

10）更换吸痰管后经鼻腔吸痰，注意不要在同一部位长时间吸引，防止损伤气道黏膜。

11）遮住病人眼睛，再次对光检查鼻腔有无鼻黏膜破损及出血，检查口腔内有无牙齿松脱。

3. 注意事项

1）一般情况下，成人吸痰负压为 0.04 ~ 0.053MPa，儿童吸痰负压小于 0.04MPa。

2）昏迷的病人可用压舌板协助张口，注意动作轻柔地将压舌板从臼齿放入。

3）吸痰管插入时不可有负压，以减少呼吸道黏膜损伤。

4）给气管切开病人吸痰时，保持无菌操作，先吸气管切开处，再吸口腔和鼻腔，每吸痰一次应更换吸痰管。

5）吸痰时注意观察病人的面色、呼吸、血氧饱和度，每次吸痰时间不超过 15s，以免造成缺氧。

6）痰液收集瓶要及时更换，不应超过收集瓶的 2/3。

（三）气管切开护理（视频 2-3）

1. 用物准备

无菌剪口纱布、安尔碘、棉签、手电筒、换药碗、持物镊、手套。

视频 2-3

2. 操作流程

1）洗手后检查气管绳松紧度，以能在气管绳处放入一指为宜。

过松有套管滑脱的风险，过紧会影响呼吸，磨损皮肤。

2）戴一次性清洁手套，一手固定外套管，另一手取出气管切开处纱布。注意动作轻柔，防止牵拉套管导致其移位或滑脱，减少对病人气道的刺激。

3）一手固定外套管，另一手松开卡扣，顺着管道方向轻柔地取出内套管。

4）仔细查看气管切开处周围皮肤有无红肿及脓性分泌物。

5）必要时将取下的金属内套管先煮沸 3 ~ 5min，以软化痰痂，硅胶内套管可先用多酶稀释液浸泡 3 ~ 5min，然后在流动水下刷洗内套管内侧及外侧，刷洗后对光检查内套管内、外侧是否有痰液及异物残留。

6）消毒内套管时，金属内套管放入沸水中煮沸消毒 15 ~ 20min，煮沸时间应从水沸后开始计时，高海拔地区应适当延长煮沸时间；硅胶套管禁止煮沸消毒，以防止硅胶套管变形，可用 75% 酒精浸泡消毒，浸泡时间 ≥ 30min。

7）消毒棉签由内向外环形消毒气管切开周围皮肤，消毒直径至少 10cm。

8）检查纱布剪切口边缘是否整齐，有无拉丝，轻柔地放置剪口纱布。

9）消毒结束后取出清洁内套管，对光检查套管外壁是否光滑，内壁是否有污渍残留。

10）待金属内套管干燥、冷却后，一手固定外套管，另一手沿着气道的方向轻柔地放置内套管，并使用卡扣固定。消毒后的硅胶内套管在置入前需使用 0.9% 氯化钠溶液、无菌水、蒸馏水或冷开水冲洗干净。

11）无菌纱布用生理盐水打湿并双层覆盖在气管套管外口，不仅可湿润进入气道的空气，同时可阻挡异物坠入气道内。

3.注意事项

1）保持气管切开处周围皮肤清洁干燥，定时更换剪口纱布，有污染随时更换。

2）气管切开系绳不宜过松，防止管道滑脱的风险；也不可过紧，以免引起病人颈部勒伤，严重者可能会出现窒息。

3）在操作过程中动作要轻柔，密切观察病人呼吸情况。

4）消毒棉签不可过湿，以免消毒液误入气道引起呛咳。

5）每根消毒棉签只可使用一次，不可多次使用，以免病人感染。

6）煮沸法不能用于塑料套管，以防内套管变形。

（四）雾化吸入（视频2-4）

以空气压缩雾化器为例。

1.用物准备

雾化机、雾化药液。

视频2-4

2.操作流程

1）抬高床头，洗手后检查各部件是否完好。

2）抽吸药液置入雾化器内，将雾化器连接管与机器相连。

3）打开雾化器开关，检查雾量大小，垂直放置雾化器于气管切开处，并妥善固定。

4）雾化时间：成人15～20min，婴幼儿5～10min。

5）雾化结束后，取下雾化器，擦拭面、颈部皮肤，清洗雾化器晾干备用。

3.注意事项

1）雾化前：有痰液的病人先给予吸痰；不要涂抹油性面霜，以免药物被面部皮肤吸收，从而增加副作用。

2）雾化时：雾化器应保持与地面垂直，避免药液倾斜流出。

3）雾化后：擦拭面、颈部皮肤，减少残留雾滴对皮肤的刺激；如使用激素药物，需进行口腔护理，避免真菌感染。

（五）辅助排痰（视频 2-5）

视频 2-5

1. 人工叩背流程

1）协助病人取坐位或侧卧位。

2）五指并拢呈空杯状，拇指紧靠食指。

3）自下而上、由外向内有节奏地叩背，注意叩背时避开脊柱及肩胛部。

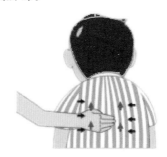

2. 注意事项

1）辅助排痰时机：避开餐前半小时和餐后 2h 内。

2）叩背时长：5 ~ 10min。

3）禁忌证：气胸、肺部栓塞、肋骨骨折、肺出血等。

4）操作过程中注意观察病人面部、嘴唇有无发绀、呼吸是否平稳等情况，操作后及时吸痰。

六、气管切开护理物品的消毒与管理

（一）吸痰装置的管理

（1）吸痰用电动吸引器的外表面，每日使用 500mg / L 的含氯消毒剂擦拭。

（2）吸痰用废液收集器内可装少量含氯消毒溶液，便于清洗消毒，废液收集器内痰液不能超过容积的 2/3。每日对废液收集器进行清洗与消毒，倾倒收集器内痰液后，置于流动水下冲洗，初步去除污染物，然后刷洗收集瓶，接着完全浸没于 1 000mg/L 的含氯消毒液内，浸泡时间 30min，最后流动水冲洗干净，晾干备用。

（3）选用一次性吸痰管，使用后的吸痰管用手套包裹丢弃。

（4）一次性吸引连接管每周更换两次。

（二）气管切开护理盘的管理

弯盘、治疗盘、换药碗、持物镊，每日用 500mg/L 的含氯消毒液浸泡 30min，再用清水冲洗干净后晾干备用。

七、气管切开病人的并发症及护理

（一）出血

早期出血多发生在住院期间，医生根据出血状况采取局部压迫法止血或探查伤口对出血点进行止血。居家照护时，继发性出血的诱因包括吸痰操作刺激引起黏膜损伤、气管套管导管压迫损伤气管内壁、创口感染、肉芽组织增生、气道湿化不足等。

预防出血要保证气道合理湿化，根据人工气道的型号大小来选择合适的吸痰管，吸痰管外管径不超过气管套管内管径的 1/2，成人一般选择 10～12 号吸痰管，优先选择带侧孔的吸痰管。《基础护理学》第 6 版提出，一般成人吸痰负压应控制在 0.04～0.053MPa，儿童吸痰负压小于 0.04MPa。尽可能给予最小吸痰负压吸出气道分泌物，操作过程中根据病人的实际情况，适当调整负压。如果在吸痰过程中吸出少量血性痰液时，考虑可能为吸痰负压过大或者操作时动作粗暴导致气道内黏膜损伤，需要调低吸痰负压；提拉吸痰管和旋转吸痰管时要轻柔，并密切观察病人的生命体征变化及有无再次出现血性痰液，出血未减少时，及时就医。

（二）感染

感染是气管切开病人常见并发症之一，分为气管切开造瘘口感染和下呼吸道感染，前者是因为汗液或痰液污染气管造瘘口所致，后者的诱因包括昏迷病人长时间卧床、侵入性操作、抵抗力低下及口腔细菌大量定植下移至呼吸道等。

预防感染的关键是照护者加强手卫生，保持气管切开造瘘口处敷料清洁、干燥，更换敷料时严格无菌操作并仔细查看气管切开造瘘口周围皮肤有无红肿、脓性分泌物以及异常气味。如血液、痰液、分泌物等污染造瘘口处敷料时，需随时更换消毒。气管套管外口给予双层生理盐水湿纱布覆盖，湿化空气的同时隔绝异物和灰尘进入气道；加强口腔护理，减少细菌的繁殖；加强病室的管理，保持适宜的温度和湿度，每日定时开窗通风，做好室内物体表面及空气的消毒，落实每日体温监测，必要时行分泌物细菌培养。

（三）导管堵塞

气道黏膜出血、气道湿化不足、吸痰操作不当、肺部感染、痰痂形成及异物坠入等因素都可造成导管堵塞，引起窒息甚至危及生命。

防止套管堵塞要做好气道有效湿化，保持呼吸道通畅，及时清除呼吸道分泌物，体位摆放要注意头颈部与躯干保持同一轴线，不要将头部过度后仰或前屈，以免损伤气管黏膜，引起出血。当病人出现明显呼吸困难，血氧饱和度低，口唇、面色发绀，甲床青紫，气道出现"呼噜呼噜"声时，立即给予气道内吸引，如吸痰管无法进入套管内，立刻取出内套管，给予氧气吸入并加强气道湿化的同时紧急入院进行纤维支气管镜检查、更换气管套管等急救措施。

（四）气管全套管脱出

气管套管固定绳过松、固定绳断开、更换气管套管时体位牵拉、病人意外拔管等情况都有可能导致气管全套管脱出，气管全套管脱出是非常紧急和危险的状况，如果病人没有得到及时有效的救治，可能引起窒息，甚至危及生命。居家照护中需要对气管套管进行妥善固定，防止管道滑脱。

一般情况下，对气管切开的病人进行居家护理时，气管切开处的窦道已经形成，出现气管全套管意外滑脱时，照护者应立即将备用的无菌气管套管按照套管的弧度顺着窦道放入气道内。如果家里没有备用的无菌套管，使用碘附消毒脱出的套管后紧急将套管放入气道内，放入时嘱病人放松，不要紧张。将手放在气管套管口感受到气流后，妥善固定气管套管系绳，给予吸氧，并立即就医，若有阻力无法将套管置入气道内时，使用无菌血管钳撑开气管切口处，并紧急送往医院进行急救处置。送医途中观察病人呼吸是否平稳，有无皮肤、黏膜发绀等情况。

（五）气管食管瘘

气管食管瘘是气管切开病人少见而严重的并发症。气管切开病人出现气管食管瘘主要有两个原因：气管切开手术损伤气管后壁，引起气管与食道之间形成异常通道；体位摆放不当或者气管套管的型号不匹配造成气管壁摩擦损伤，致使气管壁周围食道受损并形成异常通道。

体位摆放要注意头颈部与躯干保持同一轴线，不要将头部过度后仰或前屈，如果病人出现鼻饲后呛咳，咳嗽时腹部胀气明显，伴有发热、消瘦等情况，考虑出现气管食管瘘，处理不当会使病情迅速恶化，应及时就医检查和治疗。

（唐庆　胡晓娟　李婷）

第三章

昏迷病人的家庭肠内营养支持

民以食为天。机体为了维持生命和健康，保证生长发育、活动和生产劳动的需要，必须从食物中获取必需的营养物质，包括蛋白质、脂类、碳水化合物、矿物质、维生素、水和膳食纤维七大类。营养素的主要功能是提供能量、构建机体、修复组织和调理代谢，它维持人体所有的生命活动（如呼吸、心跳、体温等）和运动。营养素的摄入、消化、吸收、利用是一个复杂的过程，需要大脑、口腔、食道、胃、小肠、大肠等参与，神经、肌肉、骨骼、激素、体液等高度协同作用。健康的成人只要有充足的食物来源，食物的摄入、消化、吸收是一个自然的过程。而对于昏迷病人来说，由于意识障碍以及原发疾病对机体的影响，营养素的获得、摄入、消化和吸收都面临不同程度的障碍。在住院期间，昏迷病人的营养支持主要由专业医生、护士指导并实施，病人可以获得专业的营养支持治疗。当原发病治疗期结束之后，可能需要转为家庭照护，怎样为昏迷病人提供合理的营养支持就成了照护者的重要任务之一。

一、出院前的准备

出院前的准备也可以称之为过渡期准备，在病人出院前 1 ~ 2 周，家属或主要照护者应在医护人员指导下，接受营养支持相关培训并进行实践。

（一）培训目标

在出院前掌握营养支持相关知识与家庭营养支持操作技能。

（二）内容

（1）知识与技能的准备。包括：喂养途径选择、置管方法与注意事项、营养剂的选择、营养剂的家庭制作方法、营养支持不良反应的观察与处理等。

（2）物品准备。包括：注射器（20ml、50ml）、胶布或专用鼻贴、听诊器、碾钵、温度计、一次性手套；如果病人是胃/肠造口置管，还应该准备皮肤消毒液（活力碘）、无菌棉签、无菌纱布；食品加工工具和容器等使用家用的即可，如带刻度的杯子、保温杯、果汁机或破壁机等。营养剂可遵医嘱选购成品营养剂，或自制匀浆膳（可参考相关食谱及制作方法自行制作）。

（3）医疗支持系统的构建。通过必要的培训，无医学护理背景的照护者可以为昏迷病人进行营养支持操作。但是在更换胃（肠）管、处理置管相关并发症、营养支持并发症等环节存在可能导致严重后果的医疗风险，建议由医护人员进行专业干预。因此，在病人出院前，家属需要充分了解居家照护时可能出现的问题与处理原则，与医护人员建立有效的沟通，包括电话/微信/QQ群、主治医师门诊等；同时需建立居家照护档案，详细记录管道维护、膳食记录、体重变化等相关信息和数据，保管好出院记录等资料，便于回访及出现意外情况时的紧急就医。另外，可与社区医院、门诊等建立联系，方便就近送医。

二、营养支持知识

营养支持是指病人自身饮食不能获取足够营养或摄入营养不足时，通过肠内、肠外途径补充或提供维持人体必需的营养素的方法。

肠外营养支持（PN）：是指当病人胃肠道功能出现障碍，不能经消化道摄取营养时，通过静脉输注的方式将营养物质直接输入病人体内，以保证病人获取充足的营养，维持机体代谢所需的方法。在进行肠外营养时，营养物质不需要胃肠道的消化吸收。

肠内营养支持（EN）：是指通过胃肠道途径提供营养物质的一种营养支持治疗方式。包括口服、管饲（经鼻胃/肠管、胃/肠造口置管）等方式喂养。

表 3-1 列出了肠内营养和肠外营养的优缺点对比。

表 3-1　肠内、肠外营养优缺点对比

	途径	营养来源	优点	缺点
肠内营养	口服 管饲	匀浆膳 成品营养液	符合生理 营养物更全面 保护肠黏膜的完整性 及维持肠屏障功能， 支持肠道免疫系统	必须达到总热量的 55% ~ 60% 才可能发挥其 在治疗方面的益处
肠外营养	静脉输注	各类脂肪乳、 氨基酸、电解 质、葡萄糖等	不需要胃肠道的消化 吸收，可以补充经口 营养的不足	经外周静脉肠外营养受渗 透压和液体容量的限制 感染的风险更高 更易诱发高血糖

三、营养支持计划

（一）营养状态评估与评价

在肠内营养支持开始之前以及实施过程当中，我们需要对病人的营养状态进行动态评估，以便及时调整营养支持计划以及对营养支持效果进行评价，保证病人获得有效的营养支持。

1. 简易评估

我们可以通过测量体重、腰围、上臂围来简单直观地评价营养状态。

轻度营养不良：3 个月内体重丢失 5% 或食物摄入为正常需要量的 50% ~ 75%。

中度营养不良：2 个月内体重丢失 5% 或前 1 周食物摄入为正常需要量的 25% ~ 50%。

重度营养不良：1 个月内体重丢失 5%（3 个月内体重下降 15%），或体质指数（BMI）< 18.5，或者前 1 周食物摄入为正常需要量的 0% ~ 25%。

上臂围：上臂中点的周长。（注意避免测量误差，可使用同一软尺测量同一部位）

正常值：男性正常值约为 27.5cm，女性约为 25.8cm。

轻度营养不良：测量值为正常值的 90% ~ 80%。

中度营养不良：测量值为正常值的 80% ~ 60%。

严重营养不良：测量值小于正常值的 60%。

2. 量表评估

我们可以根据表 3-2、表 3-3 来评估病人营养状态。

表 3-2　NRS2002 评估量表

筛查工具：营养风险筛查 2002（nutrition risk screening 2002，NRS2002）
适用对象：18 ~ 90 岁、住院时间 > 1d、次日 8 时前未行手术,神志清者(□是□否)
病例号：　　　　　姓名：　　　　　性别：　　　年龄：　　　科室：
床号：　　主要诊断：　　　　　　　　　　　　　　　联系电话：
（一）疾病评分
若病人有以下疾病请在□中打 "√"，并参照标准进行评分
评分 1 分：营养需要量轻度增加。□髋骨折　□慢性疾病急性发作或有并发症　□ COPD　□血液透析　□肝硬化　□一般恶性肿瘤
评分 2 分：营养需要量中度增加。□腹部大手术　□脑卒中　□重度肝炎□血液恶性肿瘤
评分 3 分：营养需要量重度增加。□颅脑损伤　□骨髓移植
　　　　　　　　　　　　　　　　　　□ APACHEI > 10 分的病人
疾病评分：□ 0 分　□ 1 分　□ 2 分　□ 3 分

续表

（二）营养评分

1.人体测量（要求：空腹、脱鞋、单衣。测量数值保留到小数点后1位）

身高：___m，体重：___kg，BMI：___kg/m²，BMI < 18.503 □ 3分

严重胸腔积液、腹腔积液、水肿者，卧床得不到BMI者，无严重肝肾功能异常时，用白蛋白值替代。

白蛋白 < 30g/L □ 3分

2.体重下降：1 ~ 3个月体重是否下降？（□是□否），体重下降___kg，下降___%

体重下降5%是在□ 3个月内（1分） □ 2个月内（2分） □ 1个月内（3分）

3.摄食减少：1周内进食是否减少？（□是□否）较前减少 □ 25% ~ 50%（1分） □ 51% ~ 75%（2分） □ 76% ~ 100%（3分）

营养评分：□ 0分 □ 1分 □ 2分 □ 3分

（三）年龄评分

≥ 70岁□ 1分，< 70岁□ 0分　　　　　　　　年龄评分：□ 0分□ 1分

营养风险筛查总评分：___分（疾病评分 + 营养评分 + 年龄评分）

调查者签名：　　　　　　　　调查日期：

表3-3　微型营养评定（MNA）

营养筛查	分数
1.既往3个月内是否因食欲下降、消化系统问题、咀嚼或吞咽困难而摄食减少	
0：食欲完全丧失　　　1：食欲中等下降　　　2：食欲正常	
2.近3个月内体重下降情况	
0：大于3kg　　　1：1 ~ 3kg　　　2：不知道	
3.活动能力	
0：需要卧床或长期坐着　　　1：能不依赖床或椅子，但不能外出 2：能独立外出	
4.既往3个月内有无重大心理变化或急性疾病	
0：有　　　　　　　　　　　　　1：无	

营养筛查	分数

5. 神经心理问题

0：严重智力减退或抑郁　　1：轻度智力减退　　2：无问题

6. 身体质量指数（kg/m^2）：体重（kg）/身高（m^2）

0：小于 19　　1：19～21　　2：21～23　　3：≥23

筛检分数（小计满分 14）大于 12 表示正常（无营养不良危险性），无须以下评价。小于 11 提示可能营养不良，请继续以下评价

一般评估

7. 独立生活（无护理或不住院）

0：否　　　　　　　　　　　1：是

8. 每日应用处方药不超过 3 种

0：是　　　　　　　　　　　1：否

9. 压疮或皮肤溃疡

0：是　　　　　　　　　　　1：否

10. 每日可以吃几餐完整的餐食

0：一餐　　　　1：两餐　　　　2：三餐

11. 蛋白质摄入情况

每日至少一份奶制品　　A）是　　　　B）否

每周 2 次或以上蛋类　　A）是　　　　B）否

每日肉、鱼或家禽　　　A）是　　　　B）否

0：0 或 1 个"是"　　　0.5：2 个"是"　　　1：3 个"是"

12. 每日食用 2 份或以上蔬菜或水果　0：是　　　1：否

13. 每日饮水量（水、果汁、咖啡、茶、奶等）

0：≤2 杯　　0.5：3～5 杯　　1：≥6 杯

14. 进食能力

0：无法独立进食　　1：独立进食稍有困难　　2：完全独立进食

续表

营养筛查	分数
15. 自我评定营养状况　0：营养不良　1：不能确定　2：营养良好	
16. 与同龄人相比，你如何评价自己的健康状况	
0：不太好　　　　0.5：不知道　　　　1：好　　　　2：较好	
17. 上臂围（cm）　0：＜21　0.5：21 ~ 21.9　1：≥ 22	
18. 腓肠肌围（cm）　0：＜31　　　　1：≥ 31	
一般评估分数（小计满分16）：	
MNA 总分（营养筛查＋一般评估，总分30分）	

（二）营养支持决策流程

1. 明确营养支持方式与营养剂类型

在为病人进行营养支持前，我们一般按图 3-1 的流程对病人进行评估，以确定营养支持方式、营养剂的类型（表3-4）。

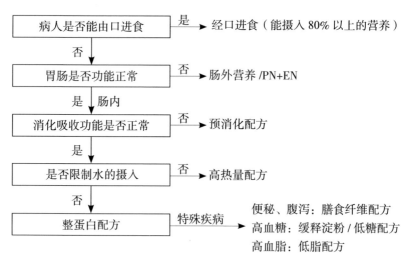

图 3-1　营养支持决策流程图

表 3-4　成品营养剂的类型与特点

类型	商品名称	适用人群	特点
氨基酸型	维沃爱伦多	病人肠功能严重障碍、使用整蛋白和短肽类肠内营养制剂发生不可控制的持续腹泻、腹胀、吸收不良	不需要自身消化就可以被吸收，苦味，有发生高渗性腹泻的可能
短肽型	百普素百普力	病人持续腹泻，怀疑有吸收不良，原有道消化道功能障碍或脂肪代谢障碍	苦味
整蛋白型	瑞素能全素安素佳维体	通用型	价廉物美，接近生理渗透压，不易引起高渗性腹泻
	瑞代康全力伊力佳	糖尿病人和血糖异常的病人用	低碳水化合物，富含膳食纤维
	瑞能	肿瘤病人用	高脂低碳水化合物，含 ω-3 脂肪酸
	瑞高瑞先能全力	限制液体入量人群使用	提供相同热量的前提下，总量少
	立适康支链氨基酸、康全甘	肝病型	低脂配方
	立适康肾脏疾病专用	肾病型	低钾、低钠、低蛋白配方

2. 需求量的计算

基础能量需求（kcal/d）计算方法：

标准体重（kg）= 病人身高（cm）-105

体重正常者基础能量需求 = 标准体重(kg)×(25 ~ 30)kcal/(kg·d)

肥胖者（体重大于标准体重20%）基础能量需求 = 标准体重 ×

（20 ~ 30）kcal/（kg·d）

营养不良者（体重低于标准体重 10% 以下）基础能量需求 = 标准体重 ×（35 ~ 40）kcal/（kg·d）

如有发热或癫痫发作，可适当增加能量供给。

3. 能量需求与肠内营养制剂的换算

确定病人每日需要补充的能量需求之后，再根据营养剂的类型换算成每日应提供的营养剂的量。

1）如使用成品营养制剂，可根据说明书上的能量含量进行计算。

营养制剂量（ml/d）= 每日基础能量需求（kcal）÷ 能量含量（kcal/ml）

2）如使用自制匀浆膳，应根据每日热量需求，为病人配制餐食。

均衡膳食的搭配应为：蛋白质占总热量 15% ~ 20%，脂肪占 25% ~ 30%，碳水化合物占 55% ~ 60%。

热量计算公式：

1g 碳水化合物所含热量 =4kcal

1g 蛋白质所含热量 =4 kcal

1g 脂肪所含热量 =9kcal

计算方法（以蛋白质占总热量 20%，脂肪占 25%，碳水化合物占 55% 为例）：

每日碳水化合物量（g）= 每日基础能量需求（kcal）×55%÷4

每日蛋白质量（g）= 每日基础能量需求（kcal）×20%÷4

每日脂肪量（g）= 每日基础能量需求（kcal）×25%÷9

由于食材的多样性以及烹饪方法的不同，使用以上公式计算食材量的过程比较烦琐且不够准确。为方便热量与食材的换算，表 3-5 将常用食物按营养成分的特点分为五大类，其中谷薯类、蔬果类视为碳水类，豆、奶、肉、蛋类视为蛋白质类，油脂类视为脂肪类。表中标注的是一份食物的重量（可以提供 90kcal 的热量）。

表 3-5 简易食物热量换算表

食物类别	重量 g/份	食物名称
谷薯类	25	大米、小米、糯米、米粉、面粉、玉米面、燕麦片、高粱米、苏打饼干、各种挂面、干粉条、干莲子、干豌豆、绿豆、红豆、油条、油饼等
	35	烧饼、烙饼、馒头、窝头、咸面包、生面条、魔芋等
	100	土豆
蔬果类	500	大白菜、圆白菜、菠菜、油菜、韭菜、茴香、莴笋、芹菜、冬瓜、苦瓜、黄瓜、绿豆芽、茄子、丝瓜、水浸海带、西红柿、葫芦等
	400	白萝卜、青椒、冬笋
	350	南瓜、菜花
	250	鲜干豆、扁豆、洋葱、蒜苗
	200	胡萝卜
	150	山药、藕
	100	百合、慈姑、芋头
	150	柿子、香蕉、荔枝、梨、桃
	200	苹果、橘子、柚子、橙子、葡萄、李子、杏、猕猴桃（带皮）
	300	草莓
	500	西瓜
豆、奶类	20	腐竹、奶粉
	25	大豆、大豆粉、脱脂奶粉、奶酪
	50	豆腐丝、油豆腐、豆干丝
	130	无糖酸奶
	150	南豆腐
	160	牛奶、羊奶
	400	豆浆

续表

食物类别	重量 g/份	食物名称
肉蛋类	20	熟火腿、香肠
	25	半肥半瘦猪肉
	50	瘦猪肉、瘦牛肉、瘦羊肉、排骨、鸭肉、鹅肉
	60	鸡蛋、鸭蛋、松花蛋、鹌鹑蛋
	80	带鱼、草鱼、甲鱼、比目鱼
	100	兔肉、蟹肉、水浸鱿鱼、虾、鲜贝、鳝鱼、大黄鱼、鲫鱼、黑鲢
	350	水浸海参
油脂类	10	花生油、豆油（1汤勺）、香油（1汤勺）、菜籽油（1汤勺）、玉米油、猪油（1汤勺）、羊油（1汤勺）、牛油（1汤勺）、黄油（1汤勺）、花生米、杏仁、核桃
	25	葵花籽（带壳）
	40	西瓜子（带壳）

根据病人的每日能量需求，以及平衡膳食中的关于碳水化合物、蛋白质、脂肪占比要求，在家庭制作匀浆膳时，在表3-5的基础上参照表3-6进行食材换算。

表3-6 不同能量膳食中所需的食物克数

总热量（kcal）	谷薯类（g）	蔬菜类（g）	水果类（g）	肉蛋类（g）	豆类（g）	奶类（g）	油脂类（g）
1 000	100	500	100	150	25	160	20
1 200	150	500	100	150	25	160	20
1 400	200	500	100	150	25	160	20
1 600	250	500	100	150	25	160	20
1 800	300	500	100	150	25	160	20
2 000	350	500	100	150	25	160	20

4. 肠内营养喂养方式的选择

1）推注法：使用注射器或注食器将营养液经胃管间断注入的方法。一般将病人全天所需营养液分 4～6 次，每次 200～300ml，以 15ml/min 的速度缓慢经胃管注入。间断推注法符合分次进餐的习惯，操作较简便，方便病人活动。但可能因推注速度不当和 / 或推注总量过多导致反流、误吸、喂养不耐受。

2）滴注法：使用专用营养输注管，采用重力滴注的方法将营养液经胃 / 肠管持续滴入。一般根据喂养总量、喂养时间来计算喂养速度。滴注法相对计量准确，可合理控制喂养速度，减少反流、喂养不耐受，但存在因喂养时间长导致病人活动受限、营养液变质、管道堵塞等可能，同时在喂养过程中需要护理者随时观察，防止管道扭曲打折影响滴注速度、需专用的输注管道等。

3）泵注法：使用专用营养输注管、营养泵，将营养液经胃 / 肠管匀速泵入。这种方法适用于十二指肠或空肠近端喂养，危重症病人，胃动力缺乏病人，肠内营养初期、胃肠耐受差的病人。持续泵入法使营养液匀速缓慢地进入消化道，减少了对消化道的刺激，避免了腹泻、腹胀、消化道出血的发生。但存在需要护理者熟练掌握仪器的使用、对报警故障的处理并定时进行仪器维护，喂养时间长且需要护理人员持续观察，同时也限制了病人的活动等现象。

不管采取哪种喂养方法，基本的喂养原则要注意"五度"。①浓度：鼻饲液浓度应从低浓度开始，由低到高。②温度：鼻饲食温度应为 38～42℃。③速度：起始推注速度从 20ml/h 开始，最大为 125～150ml/h。④角度：喂养时床头抬高 30°～45°。⑤耐受度：喂养时观察胃肠是否耐受，有无腹胀、腹泻发生。

四、肠内营养喂养管道管理

昏迷病人常用的肠内营养喂养管道包括胃管、肠管、胃造口置管、肠造口置管。不同的管道具有不同的适用对象及特点（表3-7）。根据病人病情、喂养时间进行综合评估，取得家属知情同意后进行置管。安全的喂养管道管理是肠内营养支持的基础。

表3-7 肠内营养途径一览表

置管途径	优点	缺点	管道名称	适用对象	更换频次
经鼻置管	无创、方便简单、对病人损伤较小，营养时间＜4周	容易造成鼻咽部刺激、溃疡、出血、易脱落、堵塞、误吸和吸入性肺炎	鼻胃管	胃肠功能正常，短期留置	根据材质更换1次/7～42d
			鼻肠管	胃蠕动差，有食物反流和高误吸风险的病人	30～90d
经皮造瘘	可以减少经鼻管饲对口腔和咽喉的刺激，营养时间＞4周	微创手术，有气腹、出血、造瘘部位感染和渗瘘、造瘘管异位至胃壁内或腹腔的风险	胃造口	胃肠功能良好，肠内营养时间＞4周者	6～12个月
			肠造口	有明显胃排空障碍或者严重瘘口周围渗漏者，可以考虑经胃造瘘口置入空肠营养管	6～12个月

（一）胃管（肠管）的管道护理

1.固定

鼻饲管置入后，需妥善固定，防止管道脱出发生移位。

胶布固定：使用普通医用胶布（交叉法或高举平台法）将胃管固定在鼻翼或鼻下皮肤上（图3-2、视频3-1）。

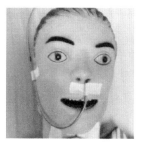

图 3-2 胶布固定法 视频 3-1

专用鼻贴固定：使用专用鼻贴或自制鼻贴固定（图 3-3）。

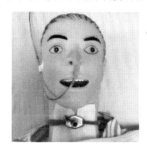

图 3-3 鼻贴固定法

系带法：使用棉质软绳绑住胃管后，经双耳上绕头 1 周打结固定（图 3-4）。

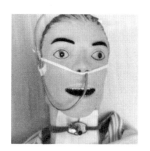

图 3-4 系带法

2. 检查胃管位置

先检查胃管置入长度（观察刻度或外露长度，与初次置管长度相对比），然后采用下列方法检查胃管是否在胃内（视频 3-2）。

◆ 这是肠内营养支持最重要的操作。

◆ 每次鼻饲前（无论是注食、注药还是注水）都必须进行检查。

◆ 一旦管道位置存在疑问，必须停止喂养。

视频 3-2

1）回抽法：使用 20ml 注射器回抽，若回抽到明显的胃内容物，如未消化的食物或水、黄色或绿色的胃液等，即可判断位置在胃内（如有胃出血，胃液可能是咖啡色、暗红色或红色）。另外，还要注意与痰液相鉴别。

2）听气过水声法：如果无法抽到明显胃内容物，可使用听气过水声法来确定胃管位置。具体步骤如下。

（1）第一步：将胃管末端放入水中，观察有无气泡逸出。如果出现连续气泡，说明胃管误入气管，不能继续使用，需重新置管。如无气泡逸出，进行第二步。

（2）第二步：将听诊器放在病人剑突下偏左的位置，使用空注射器快速向胃管内注入 20ml 空气，如果可以听到明显的气过水声，说明胃管位置在胃内，可以进行正常鼻饲。如不能听到，则需要采取其他方法确定胃管末端位置后才能决定是否进行鼻饲。

3）X 线检查法：如果使用的是带有 X 线标记的管道，在无法确认管道位置时，可拍胸片或胸部 CT 检查进行确认。这是最准确的判断胃管的方法。

3. 检查胃残余量

目的：判断胃的消化吸收功能。

方法：回抽胃内容物进行超声检查。

胃残余量＞500ml，应停止喂养。

胃残余量在 100 ~ 300ml，应减少喂养量。

胃残余量＜100ml，可以适当保持当前喂养量，但要注意下一次胃肠道消化情况。

4. 注食

1）充分冲管。每次喂养前后（包括喂药）都必须使用至少20ml水进行脉冲式冲管（手法：推—停—推），防止食物或药物残渣堵塞管腔。持续滴注喂养时应每4h冲管1次。

2）无渣饮食。使用自制营养剂时，应当充分过滤保持无渣，同时还应避免食物过于黏稠。

3）防止药物堵管。使用胃管或肠管注入口服药时，应提前碾碎药品，使用凉开水浸泡，让药品充分溶化，注药前后充分冲管。

4）防止胃管打折、扭曲。

5. 保持清洁，预防感染性并发症

1）手卫生。在进行与鼻饲有关的（包括制作鼻饲食、注食、注药、注水等）操作前应当洗手（七步洗手法，流动水，使用洗手液或肥皂）。

2）正确储存营养制剂，防止变质。成品营养制剂未开启前可室温保存；开启后应存放于阴凉处，8h以内常温使用，不建议加热。过期或出现性状改变则不能继续使用。自制营养剂建议存放于冰箱，当天制作，当天使用。

3）自制营养剂应使用新鲜食材，避免食物变质。保证食物加工环境、工具、存放容器的清洁，制作过程注意卫生。鼻饲后应及时清洗注食用注射器、容器等，可定期高温煮沸消毒所用工具或容器。

4）保持病人面部清洁，及时清理皮肤、胃管上的污渍。保持口腔清洁，每日进次口腔护理2次。

5）定期更换胃管/肠管。根据管道的材质，按照说明书要求定期更换（普通橡胶胃管每周更换1次，硅胶胃管每14d更换1次，聚氨酯胃管每42d更换1次）。建议到医院进行更换，或由有资质的护理

人员上门进行更换。

（二）胃造瘘（PEG）的护理（视频 3-3）

视频 3-3

1. 胃造瘘初期的护理

1）胃造瘘后绝对卧床休息 24h，密切观察病人生命体征，造瘘口局部有无渗血、渗液，有无消化道症状等。

2）首次置管后标记导管外露刻度，定时测量体外管道的长度并记录。使用无菌敷料妥善固定胃造瘘管。固定时内、外固定装置之间应保持合理间距，且外固定装置不得过于压迫皮肤，以避免缺血、坏死、感染以及固定器植入综合征（BBS，又称"包埋综合征"）的发生。

3）定期进行造瘘口换药。置管 24h 后，第 1 周每日换药 1 次。换药方法：使用生理盐水清除瘘口周围的分泌物和污渍，然后用活力碘消毒穿刺点附近管道和周围皮肤，旋转胃造瘘管 1 周（防止粘连，预防 BBS 的发生），最后使用无菌敷料进行妥善固定。换药时应注意观察有无出血、渗液、感染、压疮、淤青和肉芽组织增生等现象，如有异常，及时处理。如造瘘口愈合良好，1 周后可延长换药间隔时间，每周换药 1 ~ 2 次，如敷料污染，应及时更换。

4）胃造瘘术后禁食、禁饮 24h。首次注食前先注入 50ml 的温开水，在随后 1h 内，观察病人生命体征、消化道情况，评估病人是否出现危险指征。

2. 长期维护

1）进行肠内营养操作时，注意手卫生，输注装置应 24h 更换一次。连续肠内营养输注时，每 4 ~ 6h 使用 15 ~ 30ml 温开水冲洗导管，以防止导管堵塞。

2）在没有禁忌证的情况下，可将床头抬高 30° ~ 45°，以防止胃内容物反流或误吸，并在肠内营养结束后至少保持 1h。

3）为防止胃造瘘病人出现恶心、反流、腹胀和吸入性肺炎，进行连续肠内营养输注的病人，前 48h 应每 4h 测量病人的胃残余量和排空时间。对于间断肠内营养的病人，应在每次给药前或给肠内营养前测量病人的胃残余量和排空时间，若胃残余量 > 500ml，应暂停营养饲入，并在接下来的 6 ~ 8h 再次测量。

4）管饲时，药物应与营养液错开喂养时间，避免食物影响药物的作用、吸收速度和起效时间，同时避免二者之间发生凝结导致导管堵塞。

5）使用肠内营养专用输注装置。

3. 异常情况处理

胃造瘘最常见的并发症是出血、瘘口渗漏、瘘口周围皮肤损伤（炎性反应、感染和肉芽肿大）、导管堵塞，导管尖端移位和 BBS。术前应对病人进行出血风险的筛查。

1）出血：病人术后局部出血是胃造瘘置管时损伤腹壁血管所致，压迫可止血，可将外侧缓冲器拉紧腹壁，内外缓冲器共同加压止血，在术后 48h 内释放压力，预防伤口破裂以及胃黏膜下层缺血坏死。术后密切监测生命体征、腹部体征。置管过程中操作要轻柔细致，避免损伤腹壁血管，预防术后出血。

2）瘘口渗漏：与腹壁受导管牵拉而引起的瘘口扩张有关。此外体质量减轻、内固定器移位或破裂、腹压升高、胃残余量增加也可能导致瘘口渗漏。预防措施包括避免过度牵拉导管、定期调整内固定器、及时更换导管、预防便秘、治疗咳嗽和控制胃残余量。更换导管时勿使用更粗的导管，可能会使窦道扩大，导致渗漏增加。

3）造瘘口皮肤感染：是最常见的并发症之一，多是营养液外渗残留在造瘘口周围，细菌繁殖引起，与造瘘管底盘缝合固定过紧、反复摩擦、造瘘后形成的通道过大导致营养液及胃液外漏等有关。表现为局部伤口红肿、分泌物增多、局部压痛，可伴有发热、外周血白细胞升高。观察注食时有无液体从造瘘口渗出，造瘘管固定要松紧适宜，以不松动刚好能转动为佳。术后1周应每天检查造瘘口周围皮肤，注意有无红、肿、热、痛及胃内容物渗漏，每日消毒固定盘周围皮肤，更换敷料1次，保持固定盘周围皮肤干燥、清洁，防止感染。发现异常，及时协助医生留取分泌物做培养。

4）管道堵塞：由于食物的颗粒过大、输注速度太慢，导致食物黏附管腔，药物与食物配伍不当形成凝块都可堵塞管道。所以管饲食物应制作精细，所有食物均用搅拌机搅碎调匀；喂药时药片要研碎溶解后注入；保持造瘘管的清洁通畅，定期用水冲管。如果发生堵塞，建议按照以下顺序进行处理：①用注射器装满温水，采取抽吸和推注的方式冲洗肠内营养管。②若无效，使用8.4%碳酸氢钠溶液代替温水。③若仍无效，用稀释的胰酶加上碳酸氢钠溶液充满导管管腔并夹闭5～10min。

5）导管尖端移位：是指导管尖端的位置改变，使导管内口与食管、幽门或十二指肠壁贴合而引起堵塞。预防措施主要包括定期检查外固定装置、瘘口的密闭性、导管外露的长度和水囊的容量，并保证上述指标与置管时的记录一致。

6）固定器植入综合征：固定器植入综合征（buried bumper syndrome，BBS）又称包埋综合征，指因过度牵引导致胃造瘘管头端胃腔内垫片从胃腔内部分或全部移行至胃壁内或腹壁内。应在术后窦道形成时（大约1周），及时放松瘘管固定装置，以刚好附着在窦道两端为宜。每日检查造瘘管松紧度及管道露皮刻度，并通过左右旋转及内外进出确定活动度，如发现造瘘管活动度不佳、管道阻塞、腹痛、管周渗出分泌物等情况，应及时处理。

五、鼻饲操作流程（视频 3-4）

（1）洗手。

（2）准备用物：注射器、温开水、鼻饲食、听诊器、纸巾等。

视频 3-4

（3）病人准备：吸痰，吸净口、鼻、气管内分泌物及痰液，摇高床头 30°～45°。

（4）洗手。

（5）检查胃管位置（回抽法、听气过水声法）。

（6）检查胃残余量。回抽胃液，回抽液小于 100ml 可维持原有喂养量，并观察下一餐消化情况；回抽液小于 300ml，可适当减少喂养量；回抽液大于 500ml，应停止喂养。

（7）冲管。20ml 温开水脉冲式冲管。

（8）注食。温度 38～40℃，缓慢推注，不可过快，成人总量 200～300ml，避免注入空气。注食过程中注意观察病人面色、呼吸。如有异常情况，应停止注食并及时处理。

（9）冲管。20～50ml 温开水脉冲式冲管，避免食物残渣遗留在管腔内。

（10）整理用物，清洗用具。记录胃残余量、鼻饲种类及量。

（11）鼻饲后保持半卧位 30min，以免食物反流导致误吸。

六、口服药经胃管内注药的方法

胃管内注药前应认真阅读药物使用说明书，仔细核对药品名称、剂量，碾碎药品，使用凉开水浸泡药粉至充分溶化，然后按照鼻饲操作流程注药。

注意事项：

（1）浸泡药物使用凉开水。

（2）片状、颗粒状的药品可碾碎后浸泡。

（3）胶囊制剂可打开胶囊，将药粉取出进行浸泡。

（4）粉状药品可直接浸泡。

（5）电解质类药品如 10% 枸橼酸钾、10% 氯化钾、10% 氯化钠等水剂应使用至少等量的凉开水稀释后再从胃管注入，避免因浓度过高刺激胃黏膜导致病人恶心呕吐。

（6）肠溶型、缓释型口服药不宜碾碎后由胃管内注入，建议咨询医生获得专业意见。

（7）不同药品之间可能存在配伍禁忌，不能同时服用（如活性菌类药物不能与抗生素类药物同服等）。

七、自制匀浆膳的方法及注意事项

（1）准备食材。按照病人每日需要量、食物热量换算表计算病人需要的食物种类与量。

（2）处理食材。将食材去皮、去核、去骨、去刺，称重按需取用，清洗干净并切成小块。

（3）煮熟食材。可使用煮、蒸、烫等加工方法，米、杂粮类可煮成饭或粥、肉类可剁碎煮熟、鸡蛋可蒸鸡蛋羹、青菜用开水烫（煮）熟等。加工过程中按步骤 1 计算的量加入食盐、油或其他所需。

（4）搅碎食材。将所有煮熟食材混合后，加入适量的水或汤，使用家用料理机或果汁机搅碎成无渣状，必要时使用滤网或纱布进行过滤。

（5）分装保存。按照喂养计划将制作好的匀浆膳分装至干净的容器（每份装 1 次的量），放入冰箱冷藏保存。

（6）每次鼻饲前取出需要的量，微波炉加热后晾至 38～40℃食用。

注意事项：

（1）制作匀浆膳时，保持环境、物品清洁，避免污染食材及制作好的匀浆膳。每次操作前、后常规清洗，可定期消毒（煮沸消毒、消毒液浸泡等均可，消毒液浸泡后应使用足够的水冲洗干净）。

（2）保证食材新鲜，不得使用过期、变质、腐烂食材，加工时注意生熟分开，不得混用加工工具或容器。

（3）制作过程中严格手卫生，及时洗手。

（4）匀浆膳应浓稠适宜，无渣。密封后置于冰箱冷藏保存，保存时间不宜超过 24h，超过 24h 则应丢弃。食用前加热。

八、肠内营养常见并发症的观察与处理原则

1. 腹泻

由于某种原因使肠蠕动过快、肠黏膜的分泌与吸收功能异常，导致排便次数＞ 3 次 /d，粪便量＞ 200g/d，其中水分＞粪便总量的 85%。

1）主要原因：①喂养不当。输注速度过快、喂养量增加过快等。②污染。营养液变质或被污染、器具不清洁、操作不当导致的污染（处理大小便后未洗手便进行鼻饲操作）。③营养液配方选择不当。④抗生素导致的菌群失调。⑤肠道疾病。

2）预防：在肠内营养支持过程中，严格按照操作规范进行喂养可以有效减少腹泻的发生。

（1）在医护人员指导下正确选择成品营养制剂。

（2）刚开始喂养时循序渐进地增加喂养量、营养液浓度、输注速度。可以从低浓度、低速度（20ml/h）、低总量（半量或 1/3 量）开始，逐渐增加直至达到喂养目标总量，让病人胃肠道有一个适应与耐受的过程。

（3）正确保存营养液。成品营养制剂可室温保存，开启后室温 8h 或 4℃冰箱 24h 保存；建议常温使用。自制营养剂建议 4℃冰箱保存，使用前加热至 38～40℃。

（4）操作前注意洗手，建议使用流动水、洗手液或肥皂洗手。

（5）肠内营养过程中所用的器具应当保持清洁，使用后及时清洗，可定期进行消毒。如果使用持续输注系统，则应每 24h 更换一次。

（6）自制营养剂时应使用新鲜食材，制作过程注意清洁卫生。

3）发生腹泻后的处理。

（1）分析导致腹泻的原因，积极采取针对性的处理方法。①胃肠不耐受导致腹泻：减少喂养总量，减慢喂养速度。②不恰当的营养制剂／刚刚更换营养制剂导致腹泻：调整营养制剂种类（可咨询医护人员）。③长期使用抗生素导致腹泻：咨询医生后，根据医嘱停止或调整抗生素，使用止泻药（思密达等），调节肠道菌群（酸奶、金双歧、亿活等活性菌制剂）。④可疑污染导致腹泻：停止使用变质或污染营养制剂；更换输注管路；清洗消毒使用的器具；对症用药（小檗碱、思密达等）。

（2）发生腹泻时，充足的水分、电解质摄入也同等重要，防止水电解质紊乱，必要时送医。

（3）一旦病人发生腹泻，应及时清理大便，保证肛周皮肤清洁，必要时可以使用皮肤保护剂，如护臀霜等。保护肛周皮肤完整，避免同时发生皮肤问题。

（4）腹泻时注意观察并记录腹泻次数、颜色、性状、量，如腹泻严重或有便血等异常情况，应及时送医。

2. 反流与误吸

正常情况下，食道与气管在咽部的解剖部位邻近，健康成人的呼吸与进食一般不会相互干扰，食物不会从食管进入气道。但对于正在进行肠内营养支持的昏迷病人来说，受消化道与鼻咽部的生理环境发生改变、胃管置入的深度、病人喂养时的体位，以及病人吞咽困难及咳嗽反射减弱多种因素的影响，易导致胃内容物从胃反流至口腔，甚至进入气管，进而发生误吸。主要表现为胃内容物从口、鼻流出，病人发生呛咳、窒息，或吸痰时吸出类似营养剂的液体。病人出现吸入性肺炎等表现，严重者危及生命。

常见原因与预防措施如下。

1）体位不当，喂养前后未抬高床头，导致胃内容物反流。

预防：喂养前抬高床头 30° ~ 45°，喂养后保持抬高床头至少 30min。

2）胃管置入长度不足 / 胃管异位。

预防：每次喂养前检查胃管位置。

3）机械刺激：吸痰、营养液注入量过大或速度过快。

预防：喂养前吸痰，喂养中、后避免翻身、吸痰、叩背等操作。合理控制喂养量与速度。

4）胃排空延迟或胃潴留。

预防：每次喂养前检查胃残余量，如超过 300ml，应调整喂养计划。根据医嘱使用胃动力药物。

3. 腹胀、便秘

原因：①膳食纤维摄入不足，脱水，长期卧床。②快速输注、胃排空迅速。③营养液配方不合理。④糖类、脂肪类吸收不良等。

处理原则如下。

1）调整膳食结构，合理补充摄入水量。选用富含膳食纤维的营养制剂，自制营养剂时可增加富含膳食纤维的食材。

2）促进肠蠕动。可顺时针按摩腹部，2 ~ 3 次 /d，每次 15min。可以在每天早上和睡觉前进行，改善肠道血液循环，能够有效地预防便秘，达到协助排便的目的。同时定时翻身，被动增加床上活动量，这样人为地增加了肠蠕动的频率，减少粪便在肠内的运行时间。

3）使用缓泻剂，如番泻叶、麻仁丸、乳果糖（血糖高者慎用）、开塞露等。

4）如上述方法无效，腹胀严重者可暂禁食，遵医嘱给予胃肠减压、肛管排气、灌肠。必要时送医。

4. 代谢性并发症

主要指高血糖、低血糖、高血钾、低血钾、脱水、水潴留、肝功能异常、高碳酸血症等。主要由病人应激状态，心肝肾功能异常，营养液配方不合理引起，一旦发生代谢性并发症，应及时就医。

（邓春蕾　华莎）

第四章

昏迷病人的皮肤护理

皮肤是人体最大的器官，覆盖于人体的表面，具有保护、排泄、调节体温、感受外界刺激、免疫、代谢等多种功能，对人体的内环境稳定起着十分重要的作用。昏迷是多种疾病造成病人不同程度的意识障碍，病人抵抗力下降，失去了对自身及外界的认知、感觉，以及对各种不良刺激的反应能力，病人会面临不能表达、无法自主控制大小便、不能自主变换体位等困难，犹如初生的婴儿一样，需要照护者精心护理，避免温度（冷、热）、压力、潮湿等不良因素对病人皮肤带来的伤害。

一、昏迷病人常见的皮肤问题

（一）压力性损伤

1. 定义

压力性损伤又称压疮或褥疮，是由于压力、剪切力或摩擦力而导致的皮肤或皮下组织的局部损伤，一般发生在骨隆突处。

2. 病因

1）外在因素。

（1）垂直压力：指局部组织受到的持续性垂直压力，压力是压疮发生的主要原因，与持续时间的长短有着重要关系，受压部位受到持续压力的时间越长，越容易发生压疮。

（2）剪切力：由两层组织相邻表面间的滑行造成的相对移位产生，由压力和摩擦力的共同作用形成，主要作用于深层组织，与体位关系密切。病人半卧位时身体下滑和坐轮椅时身体前倾和下滑，均能在骶尾部和坐骨结节处产生较大的剪切力。

（3）摩擦力：皮肤与接触面发生相对运动时，产生了阻碍运动的作用力就是摩擦力。摩擦力主要发生于床单不平整、床上有渣屑或搬动病人时使用拖动、拉动、拽动的方式，让病人的身体与床单产生摩擦。

（4）潮湿：一般由大小便失禁、出汗和伤口渗出液导致皮肤持续处于一个潮湿的环境，造成皮肤浸渍，导致皮肤变软，弹性降低，容易被摩擦力和剪切力所伤。

2）内在因素。

（1）年龄：老年人皮肤弹性下降、皮下脂肪萎缩、活动能力下降、对压力和疼痛的感觉减退或者丧失，局部受压后更易发生皮肤及皮下组织缺血缺氧，易引起压疮。

（2）体重：体重指数（BMI）= 体重（kg）÷ 身高（m）^{2}。皮肤所承受的压力一般来源于自身的体重，肥胖（BMI ≥ 25 属于肥胖）会导致局部皮肤压力增加，体重越重，压力就越大，发生压疮的概率也越大。极度消瘦（BMI ≤ 18.5）或营养摄入不足时，体内蛋白质合成减少，皮下无脂肪组织保护，皮肤耐受性降低，局部组织一旦受压，容易发生血液循环受阻，从而导致压疮的发生。

（3）体温：体温低会使血液循环减慢，导致静脉淤滞和局部组织氧供减少，体温高会引起机体高代谢需求，病人容易出汗使皮肤潮湿，潮湿的皮肤容易黏附床单，增加了剪切力，容易发生压疮。

（4）疾病因素：心肺功能不全、外周血管疾病、严重贫血、低蛋白血症、糖尿病、神经感觉丧失等造成组织灌注不足，增加了压疮发生的风险，同时也影响压疮的愈合。

3.压疮临床表现

根据压疮部位皮肤及组织损伤程度，一般将压疮分为Ⅰ、Ⅱ、Ⅲ、Ⅳ期、可疑深部组织损伤期、不可分期。具体表现如下。

1）Ⅰ期：皮肤完整但发红，用手指按压时，皮肤不会变白。

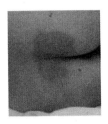

图 4-1　Ⅰ期压疮

2）Ⅱ期：损伤表皮或真皮，表现为表面皮肤破溃，破溃面呈粉红色或红色，也可表现为完整或破溃的水疱，但不暴露脂肪层和更深的组织，不存在肉芽组织、腐肉和焦痂。

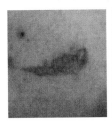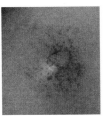

图 4-2　Ⅱ期压疮

3）Ⅲ期：全层皮肤组织缺失，溃疡面可出现皮下脂肪组织和肉芽组织伤口边缘卷边，可能出现腐肉、潜行和窦道，但不暴露肌肉、肌腱、软骨和骨头。Ⅲ期压疮的深度因解剖位置的不同而表现不一，鼻部、耳部、枕部、足踝因缺乏皮下组织，此期损伤溃疡比较表浅，脂肪较多的部位可能会呈现较深的创面。

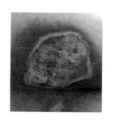

图 4-3　Ⅲ 期压疮

4）Ⅳ期：全层皮肤和组织缺损并暴露筋膜、肌肉、肌腱。上皮内卷、潜行、窦道经常可见。可见到腐肉或焦痂，如果腐肉或坏死组织掩盖了组织缺损的程度，即出现不可分期的压疮。

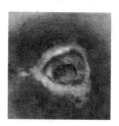

图 4-4　Ⅳ 期压疮

5）可疑深部组织损伤期：局部皮肤完整，颜色可改变为紫色或暗紫色或有血疱形成，受损区域的软组织可有疼痛、硬块、松软、发热或冰凉等表现，也可发展为一层薄薄的焦痂覆盖。

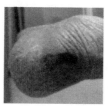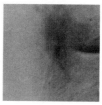

图 4-5　可疑深部组织损伤期

6）不可分期：全层组织被掩盖和组织缺损，其表面的腐肉或焦痂掩盖了组织损伤的程度，腐肉和坏死组织去除后，将会呈现Ⅲ期或Ⅳ期压疮。在足跟处稳定（干燥、黏附稳固、完整且无红肿或波动感）的焦痂相当于机体的自然（生物）屏障，不应该被去除。

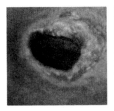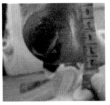

图 4-6 不可分期

4. 昏迷病人压疮的好发部位

压疮一般好发于缺乏皮下组织保护的骨突及关节处，以及其他长期受压或摩擦的部位。根据受力部位不同，压疮的好发部位如下。

病人平卧位时：耳郭、后枕部、肩胛骨部、肘部、骶尾部、足跟等。

病人侧卧位时：耳郭、肩部、肘部、肋缘、髂脊、股骨大转子处、内外踝、足外缘等。

病人半坐卧位时：肩胛部、肘部、骶尾部、坐骨结节部、足跟部等。

坐位或使用轮椅时：骶尾部、坐骨结节部等。

使用约束带时：如约束过紧、未使用软垫保护、病人反复活动等原因易导致约束部位如腕、足踝处、腋下等部位出现压疮。

活动频繁者：昏迷病人可能因为无意识的活动，躯体或四肢在床上反复摩擦，造成与床单接触的活动部位皮肤损伤而发生压疮。

使用支具者：可能因支具材质过硬、型号不合适、未使用衬垫、肢体水肿、使用时间过长等原因导致支具接触部位发生压疮。

下肢骨折牵引治疗者：牵引支架与皮肤接触的受力部位，如大腿根部、足后跟容易发生压疮。

留置胃管、尿管、引流管者：可能因管道压迫而发生压疮，如胃管固定不当可能导致鼻孔边缘压疮；各种管道如压在病人身下时间过长，也容易导致相关部位压疮等。

（二）浸渍性皮炎

1. 定义

浸渍性皮炎是指皮肤长期暴露于过多水分中，如尿液、粪便、汗液、伤口渗出液等，所引起的皮肤侵蚀或炎症反应。

2. 原因

1）大小便对会阴部皮肤的浸泡（肛周、腹股沟、大腿内外侧、骶尾部）。

2）出汗多的病人，对皮肤褶皱处的浸泡（腋窝、腹股沟、颈部）。

3）引流液对切口周围皮肤的浸渍。

3. 临床表现

大小便失禁导致的相关性皮炎可分为 3 级。

1）轻度：被大小便反复刺激的皮肤变得干燥，颜色为红色或粉红色，边界不清晰并向四周扩展，皮肤是完整的。

2）中度：皮肤变得发红、发亮、潮湿，有针尖样出血或呈凸起状或有水疱，可伴有少量的皮肤缺损。

3）重度：部分皮肤缺损，颜色为红色，有渗出液。

（三）烫伤

1. 定义

烫伤：是指皮肤不慎接触到无火焰的高温的液体（沸水、热油、钢水）、高温固体（烧热的金属等）或高温蒸气等所导致的组织损伤。

低温烫伤：是因为皮肤长时间接触高于体温的低热物体而造成的烫伤。接触 70℃的温度持续 1min，皮肤就可能烫伤。当皮肤接触近 60℃的温度持续 5min 以上时，也有可能造成烫伤。

2. 病因

多由高温液体、固体、蒸气所致。由于昏迷病人不能表达、感觉迟钝、缺乏自我保护反应等，常因为热水袋、食物温度、泡脚（手）

水过热而导致低温烫伤。

3. 临床表现

一般情况下，烫伤可能导致皮肤真皮浅层、深层及皮下各层组织损伤，可能出现疼痛、皮肤红肿、水疱、脱皮或发白的现象。烫伤的严重程度要根据烫伤的部位、面积大小和烫伤的深浅程度来判断。烫伤的程度一般分为 3 度。

1）Ⅰ度：感觉敏感，受伤处皮肤轻度红、肿、热、痛，没有水疱，皮肤完整。

2）浅Ⅱ度：感觉敏感、疼痛剧烈、有水疱，疱皮脱落后创面发红、潮湿、水肿明显。

深Ⅱ度：感觉迟钝、可有或无水疱，基底苍白，创面潮湿，间有红色斑点。

3）Ⅲ度：皮肤痛感消失，干燥、无水疱，蜡白、焦黄或碳化，严重者可深达肌肉和骨骼。

（四）冻伤

1. 定义

冻伤是由于寒冷、潮湿引起的人体局部或者全身性的损伤。以下肢冻伤最多见，其次是颜面部和手，最早以耳郭、手、足部位发红为症状。

2. 病因

当身体较长时间处于低温和潮湿刺激时，就会使体表的血管发生痉挛，血液流量因此减少，造成组织缺血、缺氧，细胞受到损伤，尤其是肢体远端血液循环较差的部位就会发生冻伤。

3. 临床表现

1）Ⅰ度：冻伤皮肤红肿、充血，有热、痒和灼痛感。

2）Ⅱ度：除红肿、充血外，伴有水疱，水疱内液体可为血性。

3）Ⅲ度：创面由苍白变为黑褐色，创面周围有水疱形成。

4）Ⅳ度：表面呈死灰色，没有水疱。损伤可到达肌肉和骨骼。

（五）其他类型皮炎

1. 过敏性皮炎

过敏性皮炎是由于变应原引起的皮肤病，变应原可以通过皮肤或黏膜接触、吸入、食入和注射等途径进入人体，引起一系列的皮肤症状。可表现为荨麻疹、湿疹、红疹、水疱，少数可出现发热、畏寒、头痛、恶心等全身症状。常见病因包括以下方面。

1）接触过敏原：如化妆品、各种动物皮毛、紫外线、辐射、染发剂、金属饰品、激素药膏等。

2）吸入过敏原：如吸入花粉、粉尘、柳絮、动物皮屑、煤气等。

3）食入过敏原：如海鲜、牛奶、鸡蛋、消炎药、酒精等。

4）注射过敏原：注射药物如青霉素、头孢、磺胺类、碘等。

2. 接触性皮炎

接触性皮炎是由于刺激物对皮肤细胞的直接损伤所致，刺激物本身对皮肤有刺激和毒性作用，任何人接触后均可发病。接触性皮炎的表现不一，可表现为红斑、肿胀、水疱，常伴有瘙痒，严重者可出现溃疡、糜烂甚至皮肤坏死，少数病人可出现恶心、发热、畏寒等全身症状。

3. 神经性皮炎

神经性皮炎又被称为单纯性慢性苔藓，为一种以局部皮肤苔藓样改变以及阵发性剧痒为特征的反复慢性发作的皮肤疾病。主要表现以剧烈瘙痒为主，情绪激动和进食辛辣、酒类可以加重和诱发此病，不容易愈合或者愈合后容易复发。

二、昏迷病人常规生活护理

正常人为了机体的清洁，保护机体不受外界环境的影响，维持健康，保持良好的个人形象，需要洗脸、刷牙、洗头、洗澡、更衣、梳头、剃须、剪指甲、理发等，长期昏迷的病人不能自主进行上述活动，需要照护者给予细致的生活护理，做到"三短六洁"，维护机体正常功能，减少并发症的发生。

（一）五官护理

（1）保持面部清洁。一般情况下，使用温水、毛巾洗脸，每天两次（早晚各一次），及时去除面部的污迹、胶布印等，保持面颊、眼、耳、鼻、口部皮肤清洁。如皮肤干燥，可适当使用护肤产品。油性皮肤可酌情使用温和的洗面奶，不建议使用肥皂洗脸。

（2）眼部护理。保持眼部清洁，洗脸时使用温水、小毛巾或棉签清除眼部分泌物，动作应轻柔。同时观察眼部有无干燥、角膜溃疡、结膜水肿、充血、分泌物增多等异常情况，及时对症处理。

眼睛干燥者，可使用湿纱布覆盖双眼，或遵医嘱使用眼药水，如玻璃酸钠滴眼液等。

如出现角膜溃疡，结膜水肿、充血，分泌物异常，应及时咨询医生或就医，根据医嘱使用药物，如抗生素眼药水、眼膏。眼药水及眼膏应专人专用，不得与他人混用，操作前应洗手（七步洗手法）。

眼睑不能闭合者，注意避免角膜长期暴露，可以持续使用湿纱布、眼罩覆盖眼部，或用胶布使眼睛保持闭合状态。遵医嘱使用眼药水、眼膏。

（3）耳部护理。保持耳郭、外耳道清洁，洗脸或擦浴时使用拧干的毛巾擦拭耳部皮肤，去除污迹。洗头时使用干棉球塞住外耳道，防止水进入外耳道，如果水不慎进入外耳道，应及时擦干。平时注意防止耳郭长时间受压，预防耳郭压疮发生。如有异常液体由外耳道流出，应及时咨询医生或送医。出现脑脊液耳漏时，遵医嘱保持半卧位，防止脑脊液逆流，不能堵塞、冲洗外耳道，避免发生颅内感染。

（4）鼻部护理。保持鼻部皮肤及鼻腔清洁，及时去除污迹。吸痰时应及时吸除鼻腔内分泌物，必要时可用湿棉签清洁鼻孔内外。吸痰时注意避免负压过大损伤鼻腔黏膜。留置鼻胃/肠管的病人，应定期更换固定装置粘贴部位，固定时保持管道在鼻孔正中位置，防止管道压迫皮肤或黏膜导致压疮发生。

（5）口腔护理。保持口腔清洁，及时清除痰液及分泌物。每天至少进行两次口腔护理，早晚各一次，由口进食者应在进食后漱口。口腔护理可使用棉球、生理盐水擦拭，也可使用牙刷刷牙后冲洗（在负压状态下进行）。如口腔异味或出现感染，可遵医嘱选择相应溶液进行口腔护理。照护者应接受口腔护理操作培训，掌握相关操作流程和注意事项。注意避免病人口腔内遗留异物，包括口腔护理用棉球、食物或其他。有义齿的病人应取出义齿用冷水清洗后再用凉开水浸泡。口腔护理后涂抹唇油，保持嘴唇滋润。张口呼吸者可使用湿纱布覆盖口部。

（6）剃须。男性病人胡须太长不但影响外观，也容易滋生细菌。照护者应根据病人胡须生长速度定期刮胡须，建议使用电动剃须刀，如使用手动剃须刀时应避免刮伤皮肤。

（二）皮肤护理

（1）昏迷病人不能自主活动，需要长期卧床，应选择合适的衣物、床上用品、护理用具，以增进病人的舒适度，保护皮肤，减少不良因素对皮肤的刺激。注意保持衣物、床单位平整清洁，及时清洗更换，勤晾晒。①使用柔软的棉质衣物、床单、被套、枕套、被褥、毛巾等。②选择合适的软床垫，建议使用防压疮气垫床，有条件的可以使用有记忆功能的乳胶床垫。③准备足够的枕头，方便体位摆放。④建议使用可以摇高床头的床。⑤根据不同季节气温的高低使用不同厚度的被子，以帮助维持病人体温恒定。⑥选择正规厂家生产的护理垫、纸尿裤等护理用品,正确使用,污染时及时更换,一次性用品不得反复使用。注意观察有无过敏现象,如使用后皮肤出现红疹、皮炎等情况,应及时处理皮肤异常,同时停用导致异常的护理用品。

（2）保持皮肤清洁。①及时去除皮肤上的污迹、胶布印,床上擦浴 1～2 次 /d,目的是保持皮肤的清洁,增进病人的舒适度,刺激皮肤的血液循环。②床上擦浴时,以水温 50～52℃,室温 22～26℃ 为宜,擦浴前应关闭门窗,擦浴时注意保暖,时间不宜过长。③使用温水进行擦浴,如需深层清洁,可使用温和的沐浴产品,不建议使用刺激性强的肥皂等。④擦浴顺序依次为脸部→上肢→胸腹部→背部→会阴部→下肢。⑤擦浴应在鼻饲前或鼻饲半小时后进行,擦浴前吸净气道、口鼻内的痰液及分泌物,擦浴时注意观察病人情况,如果出现面色苍白、呼吸异常等现象,要立即停止擦浴,查找原因并处理。

（3）保持皮肤的滋润。皮肤干燥者可在擦浴后涂抹润肤露,手足皲裂者可使用凡士林或护手霜涂抹手足部位。

（4）预防压疮。正确使用软枕、减压产品,定时翻身,避免局部皮肤长期受压。

（5）及时处理大小便,避免浸渍性皮炎发生。

（6）发热、出汗较多的病人,采取有效降温措施以维持正常体温。保持皮肤清洁干燥,及时更换汗湿衣物及被服,适当增加饮水量。

（7）预防烫伤。不建议昏迷病人使用热水袋、保暖贴等,以免使用不当造成低温烫伤。洗头、擦浴、泡手、泡脚、鼻饲前均应检查水或食物温度,防止温度过高。

（三）头发护理

保持头发清洁,酌情在床上洗头,隔日 1 次或 1～2 次 / 周。

（1）昏迷病人在床上洗头时应注意:①温度。洗头前调节水温、室温。水温以 40～45℃ 为宜,室温以 22～26℃ 为宜。水温过高易发生烫伤，室温过低会导致病人着凉，秋冬季节洗头时注意保暖，洗头后及时使用电吹风吹干头发。②洗头时间。空腹时或鼻饲30min以后在床上洗头。洗头前吸净口、鼻、气道内痰液及分泌物，洗头过程中注意保持气道通畅，防止堵塞气道。③保护眼、耳、气道。在床上洗头程中注意不要让水溅入病人的眼睛、耳朵和气管套管内。可使用棉球堵塞耳孔，纱布覆盖双眼及气管套管口。④观察。洗头过程中严密观察病人的面色、呼吸，如果有面色发紫、呼吸急促、癫痫发作等异常情况要立即停止洗头，查找原因并及时处理，必要时及时就医。⑤禁忌。头部伤口未完全愈合者、癫痫发作时、生命体征不平稳者，不能在床上洗头。

（2）保持头发整洁。定时理发，避免头发过长。早晚梳头，按摩头皮并整理头发。长发者可用橡皮筋扎头发或编辫子，避免头发打结。头部有伤口者或男性昏迷病人可选择剃光头。

（3）保持头部皮肤完整。注意观察头部伤口愈合情况，一般在愈合拆线1周后酌情洗头；已经愈合的头部伤口，避免抓挠导致伤口再次破溃。避免局部皮肤长期受压，尤其是后枕部，及时变换受压部位，预防压疮发生。剃头时避免损伤头皮。如头部皮肤出现异常，如红肿、破溃、压疮、皮炎等，应及时就医。

（四）会阴部护理

（1）会阴清洗。目的是保持会阴部的清洁，去除分泌物及异味。①留置导尿管的昏迷病人常规使用温水清洗会阴部，保持清洁，必要时可使用消毒液擦拭（0.5%活力碘或遵医嘱使用其他溶液）。②如男性病人包皮过长，清洗时应翻下包皮，暴露龟头，充分清洁后再还原包皮。③女性病人清洗时注意清洗顺序，一般是从阴阜开始，由上至下，由外至内，最后清洗肛门。④清洗时机：常规每天清洗两次，早晚各一次。处理大小便后应及时清洗，以保持会阴部皮肤清洁。

（2）及时处理大小便。病人大小便后应及时清理，防止大小便刺激皮肤导致浸渍性皮炎发生。①尿失禁时可留置导尿管。使用纸尿裤时，注意尿湿后及时使用温水清洗擦干并更换干净的纸尿裤。②男性病人使用保鲜袋接尿时注意松紧适宜，避免过紧影响血流循环。③使用接尿器时，需按说明正确使用，妥善固定，保持接尿器清洁，及时清洗更换。④腹泻者，按医嘱用药，清理大便时动作应轻柔，先使用柔软纸巾或湿巾擦拭，然后温水清洗，软毛巾轻轻拭干，肛周可使用护臀膏、氧化锌油、麻油、橄榄油等保护肛周皮肤。大便失禁排除感染性疾病者，如肛周皮肤受损严重，可短期使用卫生棉条塞肛，每 3～4h 更换 1 次，皮肤愈合后停止使用。

（3）女性病人注意观察阴道分泌物情况，生理期穿棉质内裤，使用透气的卫生巾、卫生棉条或成人纸尿裤。及时更换污染内裤、卫生巾和纸尿裤，必要时增加会阴清洗的频次，保持病人的清洁与舒适。阴道分泌物增多或性状发生异常时，除加强会阴部清洁外，应及时咨询医生，必要时送医。

（4）留置导尿护理。①注意妥善固定尿管、尿袋，防止尿管意外脱出。尿袋应低于耻骨联合水平，防止尿液逆流。②保持引流通畅，同时采取夹管定时开放的原则训练膀胱功能。③根据材质定期更换尿管、尿袋。④观察尿液的颜色、性状，量，出现异常，及时处理。如尿量少、颜色较深，可适当增加饮水量；如出现尿液混浊、血尿、无尿、尿量增多等其他异常，则应咨询医生并及时处理。⑤保持会阴部、尿管清洁，会阴擦洗 2 次 /d。

（五）手、足护理

（1）保持手、足清洁，早晚使用温水进行浸泡，水温以 47～50℃为宜。

（2）及时修剪指甲。①修剪指甲可在温水泡手、泡脚后进行。建议使用指甲剪，避免误伤其他部位。②适度修剪。保持甲端平圆，剪后锉平，避免指甲过尖划伤皮肤。不能过度修剪，尤其是指甲两侧，如果剪得过深，可能导致指甲朝肉里生长，损伤指甲周围皮肤，引发甲沟炎。如发生甲沟炎，应遵医嘱进行处理。③指甲周围出现倒刺时，使用指甲剪进行处理。不可用手拔除，避免皮肤损伤扩大。④灰指甲或甲质过厚时，可使用温水浸泡后再修剪。必要时可请专人进行修剪。

（3）保持手、足部皮肤滋润，可使用护手霜、润肤乳保护皮肤。足部皲裂严重时，可在晚间泡脚后使用凡士林涂抹，包裹保鲜袋再穿棉袜至次晨去除。

（4）昏迷病人平时应注意保持手、足部的功能位，防止手部挛缩、足下垂等并发症，可使用矫正鞋、丁字鞋、手部矫正板等辅助工具。

三、压力性损伤的预防

压力性损伤（压疮）是指压力、剪切力、摩擦力等对皮肤或皮下组织所造成的损伤。如果能去除导致压疮发生的原因，采取有效的皮肤保护措施和压疮预防措施，我们就可以有效地减少或避免压疮的发生。除了少数身体状况极差如肿瘤晚期、恶病质、基础疾病多且未得到控制、严重营养不良等病人会出现难免性压疮外，大部分压疮是可防可控的。在昏迷病人的照护过程中，预防压疮是必不可少的护理内容。

（一）树立预防压疮的理念

照护者要正确认识压疮的风险与危害，掌握压疮相关知识及预防护理方法，在日常照护中能够正确判断皮肤情况，按照医护人员的指导完成预防护理。

（二）有效的减压是预防压疮的关键

（1）定时翻身。昏迷病人大部分时间都处于卧位，定时翻身可以避免局部持续受压时间过长。①建议至少翻身 1 次 /2h，可以平卧与侧卧交替。②翻身时注意观察皮肤受压以及翻身后压红消退情况，尤其是高龄、肥胖、消瘦、水肿、高热、低蛋白血症、肿瘤晚期等病人，如压红持续不褪，则应缩短翻身间隔时间。③翻身时需使用足够的软枕以持续保持舒适卧位和减少压疮好发部位的受压。

（2）为病人变换体位时，应先将病人抬离床面，然后再进行移动，避免拖、拉、拽等动作导致皮肤损伤。

（3）病人坐位或半坐卧位时，可在抬高床头的同时，将床尾摇高或在双膝下置枕头，防止病人身体下滑导致骶尾部承受的摩擦力增加。病人坐位或使用轮椅时，一次持续时间不宜超过半小时。

（4）正确使用支具：①按照专业人员指导选择合适的支具；②使用支具时可用衬垫（毛巾、棉垫、泡沫敷料等）保护受压部位；③间断或遵医嘱使用支具，不得随意延长持续使用时间；④使用期间注意观察皮肤情况，如有异常，先暂停使用支具并及时处理。

（5）正确使用约束带：①选择合适的约束工具，如专用约束带、床单等。如使用三角巾则应打双套结或死结，避免约束环自行缩小。不得使用细绳类的材料进行约束。②约束前使用衬垫（棉垫、毛巾、泡沫敷料等）保护约束部位。③约束时不得过紧，以可伸入 2 个手指为宜。④约束期间注意观察约束部位皮肤情况。如病人躁动严重，可遵医嘱使用镇静剂。⑤如病情好转，应及时停止约束。

（6）正确处理管道位置，避免管道对皮肤形成压迫。①胶布固定时可采用高举平台法，避免紧压皮肤。②变换卧位时保护并及时检查管道位置，防止管道脱出，避免管道被压于病人身下、四肢或覆盖物施压于管道导致皮肤出现压痕。③如管道需从病人身下通过，应将管道于身体空隙处穿过。

（7）下肢牵引时应注意：①保持牵引支架、牵引绳位置正确，牵引重量适宜。②大腿根部皮肤与牵引支架接触部位使用衬垫（棉垫、毛巾、泡沫敷料等）保护，患侧足跟处使用水袋，避免局部受压严重。③严密观察皮肤情况，出现异常及时处理。④遵医嘱使用镇痛药，防止病人因疼痛导致肢体活动增加。

（三）使用有效的辅助减压器具

（1）软枕：可用于翻身维持卧位，抬高上下肢，避免足跟及其他部位的受压等。

（2）专用护理枕/垫：包括斜坡枕、脚圈、手圈、下肢抬高垫、U 形枕等。不可使用圆形垫圈。

（3）间歇式充气气垫床：适用于长期卧床病人。

（4）各种规格的水袋、水垫：不宜充水过多，保持软硬适宜。

（5）新型敷料：包括减压贴、泡沫敷料、水胶体敷料等，可以保护脆弱皮肤。使用时不能忽略观察皮肤并保持局部有效减压。

（四）加强皮肤护理，维持皮肤屏障功能

包括床上洗头、擦浴等，保持皮肤清洁；及时整理床单位，保持整洁；使用润肤乳等保持皮肤滋润，脆弱皮肤使用皮肤保护剂，如赛肤润、3M 液体敷料等。对发热病人及时采取有效降温措施，及时擦干汗液，更换汗湿衣物。

（五）合理的营养支持

良好的营养支持能够有效地维持机体功能，提高免疫力，减少并发症并促进病人康复。

（六）积极治疗基础疾病及原发病

包括控制血糖，纠正贫血及低蛋白血症，维持水电解质平衡，控制感染，保护心、肝、肾等重要脏器功能等。

四、压力性损伤的护理

病人一旦发生压疮，应及时干预，针对不同的压疮创面情况采取有效的护理措施，以控制压疮进展，促进创面愈合，避免因局部感染导致全身性感染。当病人在居家照护的时候出现压疮，如无法及时就医，照护者应在医护人员指导下进行轻症压疮的处理（主要是Ⅰ、Ⅱ期压疮），而较严重的压疮（Ⅲ期、Ⅳ期、不可分期压疮、可疑深部压疮）则应该送医由医护人员进行处理。具体如下。

（一）有效的减压是治疗压疮的基础

只要病情许可，应该避免压疮发生部位继续受压。同时应注意预防因此导致的其他部位的压疮风险。

（二）正确处理压疮创面

1. Ⅰ期压疮

Ⅰ期压疮的表现是局部出现不易消退的皮肤压红，大部分采取简单处理就可以痊愈。具体方法如下。

1）避免局部再次受压。

2）如局部无法避免受压，应尽量缩短受压时间（缩短翻身间隔时间等），保护受损皮肤（局部使用水胶体敷料、减压贴等）。

3）促进局部血液循环，可使用赛肤润、红花酒精等轻轻涂抹于局部皮肤。

4）禁止对压疮部位进行按摩，防止受损的皮肤损伤加重。

2. Ⅱ期压疮

1）避免局部受压，采取有效减压措施。

2）保持创面清洁，促进愈合。渗出较少无感染者，可使用活力碘、生理盐水清洗创面后使用水胶体敷料（溃疡贴、透明贴等）。渗出较多者可使用泡沫敷料（渗液吸收贴、美皮康等），根据敷料情况及时换药。如无上述敷料，可以使用康复新溶液进行湿敷或定时喷涂，使用时应注意保持创面湿润。

3）如出现水疱，较小时不需要特殊处理，注意减少摩擦，保持疱皮完整，待水疱自行吸收。水疱较大、张力较高（疱液多）时，可用活力碘消毒后，使用无菌注射器将疱液抽出；或是用无菌针头在水疱低位刺破疱皮，使疱液流出。完整的疱皮可以保护创面减少感染，操作时尽量予以保留，不应剪掉。

3. Ⅲ期、Ⅳ期、不可分期及可疑深部组织损伤压疮

处理原则是清洁创面，去除坏死组织，预防和控制感染。

Ⅲ期以上压疮因损伤较重，可深达皮下组织、肌肉或骨骼，创面以下可能存在坏死组织、感染、窦道、潜行等，需要有经验的专业人员进行处理，建议及时送医。

五、浸渍性皮炎的预防与护理

（1）保持皮肤清洁干燥，避免潮湿。①擦浴后擦干皮肤，可在颈部、腋窝、腹股沟、腘窝等皮肤褶皱处使用少量爽身粉。②发热或出汗较多的病人，及时更换汗湿衣物及被服。③及时处理大小便，减少二便对皮肤的刺激。④病人长期握拳可导致掌心、指间出现浸渍或破溃。注意及时修剪指甲，保持手部良肢位摆放（应将手指伸直平放于床上），指缝间使用棉球或纱布间隔；不能伸直者可在病人掌中放纱布或小毛巾卷，可涂少量爽身粉。

（2）采取有效措施保护皮肤。①观察病人全身皮肤，注意有无青紫、肿胀、皮疹、水疱、压红、破溃等情况并及时处理。②避免皮肤过于干燥，可在擦浴后使用润肤乳。③病人腹泻、大便失禁时，可预防性地在肛周皮肤涂抹氧化锌、护臀膏、3M液体敷料等（清理大便后、擦浴后）保护皮肤。

（3）及时处理浸渍皮肤。一旦病人皮肤出现浸渍的现象（潮红、表面发白等），需及时采取针对性处理措施。①去除浸渍原因，保持皮肤干燥。如大小便后及时擦洗并擦干/晾干皮肤、避免长期使用纸尿裤、及时更换纸尿裤等。②发生浸渍性皮炎后，咨询皮肤科医生或有经验的专科护士，遵医嘱进行处理。③轻度浸渍性皮炎如能去除浸渍原因，保持局部清洁、干燥通风，配合使用氧化锌等皮肤保护剂，可有效缓解症状。④中、重度浸渍性皮炎，应根据医生建议使用药物，避免盲目用药加重皮损。

（4）气管切开者由于痰液的浸渍，气管切开处皮肤容易出现浸渍甚至感染，应加强护理，保持气管切开处皮肤清洁，及时吸净气管套管内外及气管切开处的痰液，及时更换污染气管垫。

（5）经胃/肠造口进行肠内营养支持的病人可能出现造口处皮肤浸渍，应加强造口护理，保持造口处皮肤及敷料清洁干燥，每日消毒并更换敷料，如造口处分泌物增多、有消化液渗出等现象，应及时就医。

（6）肠癌术后使用人工肛门者，严格按造口护理要求进行护理。

六、烫伤的处理

（1）如果发生烫伤，首先不要惊慌，要保持冷静，立刻远离致热源。立即给烫伤部位降温。降温三部曲如下。①冲：在水龙头下用流动的冷水冲洗烫伤部位，冲洗时水龙头速度不宜过快，以免冲击过大导致局部疼痛加剧，冲洗时间持续30min，直到没有疼痛或者是疼痛减轻。②脱：脱衣服时要在流动水下边冲边洗，慢慢脱去，如果衣物被黏住不容易被脱下时，不可以强行脱去衣物，以免把烫伤处的皮肤撕掉。③泡：将烫伤部位再次完全浸泡在冷水中，泡冷水可以持续降温，避免起水疱和加重病情，不可以将冰块直接与皮肤接触，容易发生冻伤。

（2）如果是轻微烫伤，皮肤发红，可以在烫伤处涂抹美宝湿润烧伤膏；如果烫伤部位出现水疱，当水疱比较饱满的时候，可以用碘附消毒，在水疱低位用针将水疱轻轻地刺破，用棉签将水疱里的水挤出，注意要保留水疱皮，不要将水疱皮撕掉。手脚部位的烫伤要适当抬高，减轻水疱的肿大。

（3）烫伤后千万不要在烫伤处涂抹牙膏、红药水，不正确的处理方法既会增加病人的痛苦，又会影响医生对伤口的判断。

（4）Ⅱ度及以上的烫伤及烫伤部位较大时要尽快到医院进行治疗，以免给病人增加痛苦并造成不良后果。

七、常用皮肤护理操作流程

（一）床上洗头（视频 4-1）

（1）操作前检查有无洗头禁忌证。

（2）准备用物：洗头盆、干毛巾 2 条、洗发水、温水（40 ~ 45℃）、水勺、接水桶、棉球、纱布、一次性中单 / 护理垫、吹风机、梳子，有条件者可备水温计。

（3）环境准备：关闭门窗，保持室温 22 ~ 26℃。

视频 4-1

（4）病人准备：清理大小便，气管切开者吸净口、鼻、气管内痰液。病人平卧移至床边，解开衣领并内卷，枕头置于肩下，铺一次性中单，将病人头部放入洗头盆中，接排水管、排水桶，双耳塞棉球，双眼盖纱布。长发者先将头发梳顺。

（5）测水温：无水温计时，操作者将手完全伸入水中至少 5s，感觉不烫为宜。

（6）洗头：打湿头发及头皮，取适量洗发水在掌中搓揉起泡涂抹于头发上，用指腹揉搓头发和按摩头皮，然后分别冲洗头顶部、两侧颞部、后枕部等，直至完全冲洗干净。

（7）擦干：用干毛巾擦干面、颈部皮肤，然后包住头发擦拭至不滴水，取出耳朵内的棉球，取出洗头盆，将枕头移到病人头下。继续擦拭头发，使用吹风机将头发吹干。

（8）梳头：长发者编辫子或使用橡皮筋将头发扎起。

（9）撤除一次性中单，整理病人衣物及被服，协助病人取舒适体位。

（10）开窗通风。

床上洗头注意事项如下。

（1）正确选择洗头时机，如头部伤口未愈合、生命体征不平稳（呼吸、心率、血压异常）、鼻饲后、癫痫发作等不宜洗头。

（2）洗头时保持气道通畅，观察病人面色、呼吸等，如有异常，应停止洗头并及时处理。

（3）注意保暖，及时吹干头发，防止病人着凉。避免水或洗发液进入病人气道、眼、耳内。

（4）动作应轻柔，避免指甲抓挠损伤头皮。

（二）床上擦浴（视频 4-2）

（1）用物准备：脸盆、水桶、热水 50～52℃、毛巾、大浴巾、清洗剂（肥皂 / 沐浴露）、润肤露、一次性护理垫、干净衣裤、有条件者可备水温计。

（2）环境准备：调节室温在 22～26℃，关闭门窗，屏风遮挡或窗帘遮挡。

视频 4-2

（3）病人准备：清理大小便，气管切开者吸净口、鼻、气管内痰液，协助病人脱下衣物（先脱近侧，后脱远侧，如果有伤或肢体偏瘫，先脱健侧，再脱患侧）。

（4）测水温：无水温计时，操作者将手完全伸入水中至少 5s，感觉不烫为宜。

（5）洗脸：毛巾打湿后拧干，包裹在一只手上，另一只手扶住病人头部，先擦洗眼睛（由内向外擦洗），再擦洗额头、鼻子、脸颊、耳蜗、耳后至颌下、颈部，清洗毛巾后再依次擦洗一遍。

（6）清洁上肢：在手臂下垫大浴巾，用湿毛巾擦洗肩部、腋窝、手臂，再用有清洗剂的毛巾擦洗一遍，清洗毛巾后再次擦洗，浴巾擦干皮肤。泡手：浴巾上垫一次性护理垫，脸盆放于护理垫上，将手放于温水中，用小毛巾包住病人的手轻轻进行搓洗，注意清洗指缝，转至对侧用同样方法擦洗另一侧上肢。

（7）清洁躯干：更换温水。浴巾置于病人胸前，从胸部由上而下擦洗至膈肌处，再擦洗腹部，先用有清洗剂的毛巾擦洗一遍，清洗毛巾后再次擦洗，最后用浴巾擦干皮肤。

（8）清洗背部：协助病人侧卧，浴巾垫于背下，依次擦洗颈部、背部、臀部。再用有清洗剂的毛巾擦洗一遍，清洗毛巾后再依次擦洗，擦完用浴巾擦干。

（9）清洁会阴：更换盆、毛巾、温水。清洗病人的会阴部，去除会阴部的分泌物。

（10）清洁下肢：更换盆、毛巾、温水，浴巾垫于腿下，擦洗腹股沟、大腿内外侧、小腿内外侧、足踝，再用有清洗剂的毛巾擦洗一遍，清洗毛巾后再依次擦洗，洗完用浴巾擦干。转至对侧用同样方法擦洗另一侧下肢。泡脚：浴巾垫于脚下，浴巾上垫护理垫，脚盆放于护理垫上，将病人双脚放于温水中，用小毛巾包住脚轻轻进行搓洗，洗脚时要特别注意洗净趾缝里的污垢。

（11）协助病人穿上干净衣服，先穿远侧，后穿近侧。如果有伤或者肢体偏瘫，先穿患侧，再穿健侧。

（12）整理床单位，协助病人取舒适体位，开窗通风。

注意事项如下。

（1）正确选择擦浴时机，如生命体征不平稳（呼吸、心率、血压异常），鼻饲后，癫痫发作等，不宜进行擦浴。

（2）擦浴时保持气道通畅，观察病人面色、呼吸等，如有异常，应停止擦浴，及时处理。

（3）注意保暖和保护病人隐私，减少过多的暴露和擦洗时间，防止病人受凉。

（4）注意耳郭、颈后、腋窝、脐部、腹股沟等皮肤褶皱处的清洁。清洗剂要温和、无刺激，每周使用 1～2 次即可，不需要每天使用。

（5）清洗上肢、会阴和下肢时，毛巾和盆应进行更换，不可共用。

（三）翻身扣背（视频 4-3）

（1）用物准备：软枕 3～4 个。

（2）环境准备：关闭门窗，室温保持在 22～26℃。

（3）病人准备：清理大小便，气管切开者吸净口、鼻、气管内痰液，病人平卧。

视频 4-3

（4）翻身：①单人翻身。首先将病人双手交叉放于腹部，照护者一手放于病人肩下，一手放于腰下，轻轻抬起病人上身移向床边；然后一手放于臀部，一手放于腘窝，轻轻抬起病人下身移向床边。将病人双腿屈膝，照护者一手扶膝，一手扶肩，轻推病人翻身侧卧，调整上腿屈膝、下腿略弯曲。②双人翻身。首先将病人双手交叉放在腹部，两人分站于病人两侧，分别将手放于病人的肩下、腰下，同时抬起病人上身移向床边。然后分别将手放于病人臀部、腘窝，同时抬起病人下身移向床边。一人扶病人肩、臀部，另一人扶病人腰、膝部，两人同时用力翻动病人侧卧，调整上腿屈膝、下腿略弯曲。

（5）检查皮肤：检查耳郭、肩胛部、肘部、骶尾部、足跟部皮肤情况。

（6）扣背：手指弯曲并拢呈空心掌状，以手腕的力量，由外向内，自下而上，迅速有节奏地叩击背部。

（7）放置软枕：将软枕置于病人背部支撑卧位；调整病人肩部位置，两手臂间、两膝之间放置软枕保持肢体功能位，双脚放于枕上，足尖与脚踝呈90°。

（8）整理床单位，开窗通风。

注意事项如下。

（1）至少每2h翻身1次，每次翻身后检查皮肤，如皮肤压红不易消退，应缩短翻身间隔时间。

（2）翻身前妥善放置导管，翻身后检查管道，防止管道脱落、移位、扭曲、受压。

（3）翻身过程中动作轻柔，避免拖、拉、拽。注意病人安全，防止发生撞伤、坠床。

（4）翻身叩背应在进食前或进食完毕30min后进行，避免因体位改变、食物反流造成误吸。

（王婷　彭娜）

第五章

昏迷病人的运动康复护理

神经外科病人往往因颅脑外伤、脑水肿、脑出血等出现意识障碍与神经功能损害，处于长期昏迷状态，不管在医疗机构还是在居家护理中，如何让长期昏迷病人尽快苏醒，一直是有待解决的难题。病人由医疗机构回归家庭后，很多家属会被一些问题难住：在医院看到和学习的康复训练方法，在家里也要做吗？如何做才能使病人早日苏醒呢？在家里做康复训练，到底需要做多长时间呢？针对以上问题，我们为需要康复治疗的病人制定了一份有针对性、个体化、目标明确，在家庭成员帮助下就可以完成的康复计划。

一、运动康复护理的目的

昏迷病人由于语言、运动、感知觉障碍、长期卧床缺乏主动活动等原因，容易发生肌肉萎缩，身体大小关节僵直、足下垂、肢体失用性瘫痪等并发症。对于照护者来说，只有进行科学、规范的运动和促醒训练，才可以让病人尽早苏醒，最大限度地减少致残率，预防并发症，我们的终极目标是能让病人恢复生活自理能力，回归社会。

二、运动康复护理范围

主要包括康复基础护理、康复运动训练、神经功能代偿和重塑三个方面。

（一）康复基础护理

基础护理是进行康复护理的基础。主要是日常生活护理、常规生命体征观察。例如：对病人进行日常生命体征监测和护理（体温、脉搏、血压、饮食、预防肺部感染、皮肤压疮、下肢深静脉血栓等），居家观察病人每日病情，并做好居家护理记录，按照医嘱进行药物治疗，并按时复诊。

（二）康复运动训练

在做好基础护理的同时，逐渐进行肌肉训练、骨关节训练，防止长期卧床导致的继发性功能障碍。例如：脑卒中后病人由于体位摆放不当造成偏瘫肢体的痉挛、足下垂；脊髓损伤后大小便控制障碍等。训练内容包括：良肢位摆放、肢体被动训练（依赖外力作用来帮助机体完成的运动）、主动训练（身体通过自身的肌肉收缩进行的运动）、被动和主动训练相结合、言语功能训练、排尿功能训练。可以辅助使用康复医疗器械、矫形器、移动代步工具等。

（三）神经功能代偿和重塑

方法包括：药物治疗、传统中医康复疗法、手术治疗、辅助器具及矫形器使用、游戏及文体、音乐治疗等。

三、实施运动康复护理的特征

（1）综合性：若居家允许实施康复护理，照护者应心身并举，教和练相结合，情况允许时，鼓励多人陪伴和参与，借助专业康复医疗器具辅助进行，在减轻照护者身心压力的同时，提升照护质量和能力。

（2）计划性：按照出院康复治疗建议，根据病人个体情况制订居家护理计划，定期、按时进行。

（3）预见性：通过照护知识的学习，康复护理训练应本着预防在先的原则，尽早进行，避免在功能障碍出现后才开始。

（4）整体性：结合家庭实际情况，将功能康复训练与日常生活活动相结合，以提高病人生活自理能力和适应生活环境的能力。

（5）主动性：鼓励病人主动参与和配合完成康复训练。

四、运动康复不同阶段的治疗原则

（一）超早期康复阶段

是指在发病的急性期，病人基本上在重症监护病房、急诊以及相关的临床专科进行治疗。康复护理的重点主要是及时做好各项护理观察，保证生命体征的平稳，积极采取措施预防各种继发性并发症的发生。可以在床边进行简单有效的康复护理。

护理技术包括正确的体位摆放、医护人员指导下的体位转移、肢体的主动训练、膀胱功能训练、五觉刺激（听、触、视、嗅、味）等。

（二）过渡期康复阶段

疾病度过了急性期或在病情相对稳定后，是最理想的康复阶段。病人及照护者参与康复的积极性比较高，期望值也比较大，是运动功能改善的关键时期，也是康复运动介入的最佳时机，此时康复运动重点是在专业人员的指导下开展各种功能训练，加强心理支持，鼓励主动参与，尽可能改善肢体功能，提高生活自理能力。

护理技术包括关节被动运动、关节主动＋被动运动、床与轮椅间转移、助行器使用、主动运动等。

五、运动康复不同阶段的治疗方法

（一）超早期康复阶段

1.良肢位的摆放

良肢位摆放是在昏迷早期时最基础的治疗，也是早期抗痉挛的重要措施之一。

良肢位又称抗痉挛体位，是为了保持肢体的良好功能而将其摆放的一种体位或姿势，是从治疗和护理角度出发设计的一种体位，对抑制痉挛模式、预防肩关节半脱位、早期诱发分离运动等，均起到良好的作用。

我们常用的 3 种体位有仰卧位、健侧卧位、患侧卧位（视频 5-1）。

视频 5-1

1）仰卧位：病人平躺在床上，头部垫软枕保持自然舒适，昏迷病人如果存在一侧肢体偏瘫，摆放时注意要将患侧肩胛骨向外拖出，在患侧肩关节及上臂下方垫软枕，保持肩关节前伸，上肢肘关节伸展，腕关节背伸，手指伸展，手心向上，在患侧臀部及大腿下方垫软枕，防止髋关节外旋，踝关节垫软枕，保持中立，防止足下垂。

2）健侧卧位：健侧卧位是偏瘫病人健侧肢体位于下方的体位。头部垫软枕，躯干后方放一软枕，使躯干处于放松状态，必要时加床栏。在患侧上肢下方垫一高枕，患侧肩关节前伸，肘、腕、指关节伸展。患侧下肢髋关节、膝关节屈曲，下方垫软枕，防止踝关节内翻，软枕必须垫在足部以下，健侧上肢保持自然舒适。

3）患侧卧位：患侧卧位是偏瘫病人患侧肢体位于下方的体位。使病人侧卧，头部垫软枕，保持上颈段屈曲，而不是后伸，在躯干后方放一软枕，使躯体处于放松状态。将患侧上肢前伸，肩胛骨向前伸，肩关节屈曲，肘关节伸展，腕关节背伸，手指伸展，手心向上，健侧上肢放置于体侧，健侧髋关节、膝关节屈曲，大腿下方垫软枕，患侧下肢取自然伸展，伸髋稍屈膝位。踝关节保持中立位，防止足下垂。

良肢位摆放的注意事项：①摆放体位前，床头放平，病人手中不要放置任何物品。②摆放时动作要轻柔，不能用力拉拽肩关节，避免受到伤害，尽量使病人残存的功能参与其中。③定时翻身叩背，体位的摆放不超过 2h，预防压疮发生。

2.体位转移

昏迷病人长期卧床，自理能力明显降低，发生各类并发症的概率也会增加，如呼吸道感染、泌尿系感染、压疮、便秘、肌肉萎缩、下肢静脉血栓等，影响病情预后。因此体位转移极为重要，它也是康复训练中重要的护理技术。

体位转移是指人体从一种姿势转移到另一种姿势的过程，其可以促进病人血液循环、预防并发症、最大限度保持各关节活动。

体位转移包括起床法、移向床头法、从卧位到坐位、从坐位到站位、床与轮椅之间转移等。

在病人生命体征平稳时，我们可以尝试着让病人尽量缩短卧床时间，帮助其变换卧位，增加坐位，让病人在床与轮椅之间转移，进行适当的户外活动，促进康复。这里重点介绍床与轮椅之间的转移技术（视频 5-2）。

视频 5-2

1）床向轮椅转移：照护者将轮椅与床尾平齐，面向床头或呈 45°对准床，固定刹车，打开踏板，检查轮椅性能，协助病人穿鞋，取侧卧位。双腿移至床沿下，照护者面向病人，一手放在病人肩下，另一手放在臀部，使其坐起，将病人双手搭在自己肩上，照护者双腿分开，双膝顶住病人双膝，双手抱住病人腰部，以自己身体为轴转动，移至轮椅坐下，放下脚踏板，照护者在轮椅后方协助调整合适坐姿，必要时给予保护性约束。

2）轮椅向床转移：照护者将轮椅呈 45°对准床，固定刹车，打开踏板，将病人身体前倾，照护者面向病人，将病人双手搭在自己肩上，双腿分开，双手抱住病人腰部，以自己身体为轴转动，将病人抱至床边坐下，左手扶住肩部，让病人平卧，右手将病人双腿抬起，放于床上，使病人保持舒适体位。

3）床与轮椅间转移注意事项：①选择大小合适的轮椅，使用前检查轮椅性能，固定刹车，确保安全使用。②照护者推轮椅时，注意双手用力均匀、平稳、避免颠簸。病人坐轮椅后，将身体尽量后靠，切勿前倾，必要时约束上身。③如有尿管、胃管等管道时，转运前先妥善固定管道，避免管道滑脱。④天气寒冷时，要注意给病人保暖。

3.五觉刺激促醒

刺激促醒法是指借助于外界的各种刺激源，如触摸、声音、光线等对病人形成刺激的一种方法。目的是促进因颅脑损伤后所导致的昏迷病人大脑结构和脑神经元的修复，重塑大脑功能，从而实现脑功能重组与促醒效应。

刺激方法包括听觉刺激、触觉刺激、视觉刺激、嗅觉刺激、味觉刺激。

1）听觉刺激：听觉刺激是机械波对人的刺激。利用集中的声音对神经系统产生影响，可以作为感觉疗法的一部分。

方法：选择熟悉的居住环境，使病人有机会接触曾经生活环境中的人物和声音。居家可选择柔和的音乐进行循环播放，鼓励家属多和病人交流，在其耳边耳语，尤其是对病人影响较大、最重要的人的陪伴，对过往重要的人、事、物的回顾与分享。如儿时情景、学习经历、工作中骄傲的事件、人生理想、感情经历、孩子出生/陪伴/成长等，讲述中语气要有亲和力，就像和正常人沟通交流一样，以刺激病人听觉神经。每日 2 次，每次 15 ~ 20min。

需要注意：尽量避免长时间（数小时）的听觉刺激，否则容易发生听觉疲劳，导致听觉感受器敏感性显著降低。

2）触觉刺激：触觉刺激是指从外部作用人体的刺激，使皮肤产生触觉，人体表面由于触觉感受器、皮肤触点的分布密度不同，不同部位产生触觉所需的最低刺激强度也不同。

昏迷病人主要以被动刺激训练为主，包括亲情抚触、皮肤接触、冷热交替刺激训练。

（1）照护者每日对病人轻轻抚摸，从头部开始，依次到胸部、腹部、上肢、下肢。30min/次，3次/d。触摸时增加问题引导，如"大拇指竖起来，嘴巴张开，眼睛眨一眨等"。

（2）每日清洁身体时使用柔软毛巾浸湿，拧干。依次擦拭病人头部、颈部、胸腹部前后、双上肢、手掌、双下肢、脚掌，最后擦拭会阴部。各部位擦拭 2 min，动作轻柔。

（3）当病人体温、呼吸、血压平稳时，也可进行冷热交替刺激训练。准备 50℃温水和 0℃冰水，用毛巾在病人掌心部位予以刺激，冷热交替，两种刺激持续时间各为 2 min，间隔 10min，每次均做 3 组冷热刺激，每天早上和晚上各做 1 次。既可形成良好的触觉刺激，促进脑干神经功能的修复，也可增进大脑皮质灌注血流，增加脑细胞供血，构建轴突代偿形式，逐渐恢复脑细胞功能。

3）视觉刺激：视觉是人类最重要的一种感觉，它主要由光刺激作用于人眼所产生，而光就是视觉刺激。通过人为控制外界光线的强弱刺激，可提升人体脑细胞的生物电活性，强化大脑皮质的兴奋点，加快大脑苏醒。

方法：按照人体正常生物睡眠规律进行睡眠调试，白天通过反复打开、关闭窗帘，或开关灯训练，人为控制光线强弱。每次持续 1h，交替进行。也可用医用瞳孔检查笔光源进行病人瞳孔照射，增加光反射刺激。

注意：①瞳孔照射光源要温和，每日 3 次，每次照射时间不超过5s。②光源照射部位一般为病人头面部正、侧面，诱导其被动睁眼、闭眼。

4）嗅觉刺激：嗅觉是一种感觉，它由两种感觉系统参与，即嗅神经系统和鼻三叉神经系统。嗅觉感受器位于鼻腔顶部，叫作嗅黏膜。黏膜上的嗅细胞受到某些挥发性物质的刺激后，就会产生神经冲动。

方法：给予病人喜爱的气味或用香水、橙子、大蒜、柠檬皮等气味较强烈的物品，每天选择其中一种物品放置于病人鼻腔附近，给予病人嗅觉刺激。

注意：几种不同的气味同时作用于嗅觉感受器时，可以产生不同的情况，一种是产生新气味，一种是代替或掩蔽另一种气味，也可能产生气味中和，即混合气味完全不引起嗅觉。

5）味觉刺激：味觉是指食物在人的口腔内对味觉器官化学感受系统的刺激并产生的一种感觉。最基本的味觉有甜、酸、苦、咸四种。舌面的不同部位对这四种基本味觉刺激的感受性是不同的。

方法：准备高浓度盐水、醋、糖、柠檬等，用棉签蘸取少量在舌头上进行局部涂抹，一般舌尖感受甜，舌根感受苦，舌的两侧中部感受酸，舌的两侧前部感受咸的能力强。

注意：味觉的感受性和机体的生理状况也有密切的联系，如饥饿时对甜和咸的感受性比较高，对酸和苦的感受性比较低，吃饱后就相反了，对酸和苦的感受性提高了，对甜和咸的感受性就降低了。

（二）过渡期康复阶段

关节被动运动是一种依靠外力帮助完成关节拉伸的运动。昏迷病人长期卧床时，肢体不能自主运动，家庭照护就要进行关节的被动运动。这样可以维持关节正常活动，防止肌肉失用性萎缩，改善血液循环，增强病人对肢体刺激的反应（视频 5-3）。

视频 5-3

1. 上肢被动运动

包括肩关节、肘关节、腕关节、指关节被动运动训练。

1）肩关节被动运动：照护者站在病人右侧，肩关节置于床沿。先将肩部肌肉按摩放松，采用揉捏手法，四指并拢，拇指分开成钳形，将掌心及各指紧贴肩部，肌肉略向上提，向心脏方向做旋转移动按摩放松，前臂与肩关节同一水平向内推，防止肩关节半脱位。随后，一手握住腕关节，另一只手握住肘关节，让肘关节伸直，然后向上，使肩关节屈曲，向下使肩关节伸展。整个动作注意要缓慢。

（1）肩关节外展运动：慢慢把病人上肢沿床面向头侧移动到90°，移动时注意将病人手心打开外展。做肩关节水平外展和内收时，可以把患侧上肢外展90°，再做水平外展和内收活动。

（2）肩关节内外旋运动：病人肩关节外展90°，肘关节屈曲90°，前臂中立位，一手固定患侧肘关节，另一只手握住患侧腕关节，以肘关节为轴，将前臂向头侧和足侧运动，做肩关节被动外旋和内旋活动。

2）肘关节被动运动：一手轻握病人手臂肘部上缘5cm处，另一只手握住腕部，做肘关节屈曲、伸展。伸展时尽量让手臂伸直，注意动作要轻柔。然后再屈肘90°，前臂进行旋前旋后运动。

3）腕关节被动运动：照护者一手握住病人手腕部，另一只手托住其余四指进行腕关节伸展、背屈、尺偏、桡偏及环转运动。

4）指关节被动运动：照护者一手握住病人大拇指，另一只手握住其余四指进行大拇指伸屈运动，即伸、屈、外展、内收。每个动作15~20个，每天3次，动作应轻柔缓慢。

2. 下肢被动运动

包括髋关节、膝关节、踝关节、趾关节及跟腱牵拉运动。

1）髋关节被动运动：髋关节被动运动主要是进行髋关节屈、伸、外展、内收、内旋、外旋活动。

（1）髋关节屈曲运动：照护者一手托住膝关节下方，一手托住踝关节，将髋、膝关节向心脏方向进行运动。

（2）髋关节外展、内收运动：照护者一手托住踝关节，一手托住膝关节下方，向外进行外展，足向内进行内收。

（3）髋关节内、外旋运动：照护者一手托住足跟，一手托住膝关节下方，使膝关节和髋关节屈曲，进行内旋、外旋运动。内旋时，膝关节尽量靠近对侧腿部，直至可达到最大范围。外旋活动度适宜在40°左右，运动中注意动作要轻柔。

2）膝关节被动运动：照护者一只手握住小腿下端，另一只手托住膝盖下方，慢慢将膝盖抬起，注意足跟贴着床，使膝盖弯曲，然后再伸直。

3）踝关节被动运动：包括踝关节背伸、跖屈、内翻、外翻运动。

（1）踝关节背伸：小腿平放在床面，足尖向上。一手固定踝关节，另一手握住足跟，前臂用力使足向小腿方向推，勾起脚尖。

（2）踝关节跖屈：一手固定踝关节，另一手压足背。

（3）踝关节内翻、外翻：一手固定踝关节，一手握住足底，内翻。一手固定踝关节，一手握住足底，外翻。

4）趾关节被动运动：一手扶住脚踝，一手扶住脚趾，进行趾关节背屈、伸展，其余脚趾依次进行。

5）跟腱牵拉：一手托住足跟，一手扶住脚踝，用前臂抵住足底，向头部方向运动，牵拉触摸到小腿三角肌有紧张状态，持续10～15s，再放松。

3.关节被动运动原则及注意事项

1）进行被动活动之前，应对关节邻近肌肉组织按摩，使肌肉放松。

2）关节被动运动应循序渐进，逐渐增加强度，不可急于求成。

3）照护者要注意观察病人运动过程中有无呼吸急促、心率增快，如有不适，立即停止运动。

4）各关节运动保持在15～20次，避免病人疲惫。

5）如果病人活动肢体或关节合并有骨折、炎症或其他损伤时，及时咨询医生。

（三）被动＋主动运动训练

昏迷病人的康复是一个缓慢的过程，针对不同的时期，给予的康复方法也不相同，当你发现病人的肢体出现细微运动时，例如手指活动、握拳，这个时期可以采用被动＋主动运动相结合。但是要遵循循序渐进的训练原则进行干预，从而达到最大限度的功能恢复，减少并发症，提高生活自理能力，逐步建立沟通的技能，早日回归社会。从被动过渡到主动，再将被动与主动相结合，通过以下几步完成。

1. 第一步：卧床功能康复训练

照护者协助病人翻身、左右移动、坐起等。每日1～2次，每次20～30min。注意训练过程中避免因硬拖拉而造成的关节损伤或肢体关节受压等情况出现。

2. 第二步：坐姿训练

在卧床康复训练基础上协助病人进行，对于长期卧床病人，首次坐起时一定要缓慢，否则容易引起直立性低血压。如图5-1所示，先进行被动坐起练习，首先摇高床头至15°～30°，休息3～5min，然后再逐渐摇高床头10°～15°，间隔时间增加5～10min。这样反复训练2～3次，直到在床上坐直达到90°，保持30min，就可以进行独立坐位。坐位训练先练习在床上慢慢坐起，再逐渐过渡到椅子或轮椅。在轮椅上训练时，将病人头、颈、躯干保持左右对称，躯干无扭曲，肩部不偏移，选择合适高度的木板垫于足下，保持膝关节和踝关节的屈曲。选择一些简单的道具防止不良坐姿的出现，若髋关节有外旋倾向，在其双膝放一个皮球，若踝关节有内翻倾向，在足下垫一个楔形板。每日3～4次，每次20～30min。进行坐位训练时，如果病人出现面色苍白、出冷汗、头晕等症状时，应立即去枕平卧位，适当摇低床头，减小坐起的角度。

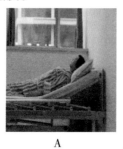 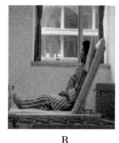 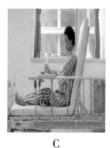

A B C

图 5-1 坐姿训练

A.坐姿训练 30°；B.坐姿训练 60°；C.坐姿训练 90°

3.第三步：上肢辅助训练

照护者协助病人进行上肢分离、上肢屈伸等运动。行上肢分离训练时，一侧上肢保持不动，引导病人另一侧上肢进行支撑或抓捏按摩球、杯子等物品。每日 3 ~ 5 次，每次 15 ~ 20min。

4.第四步：床上康复训练 + 下肢训练

昏迷病人在恢复意识后，有一定的活动能力，可以尝试在家人辅助下进行桥式运动。桥式运动分为双桥和单桥两种形式，可以增加躯干的运动及关节的控制能力，为后期的康复打下基础（视频 5-4）。

视频 5-4

1）双桥运动：病人取仰卧位，双腿屈曲，微微分开与肩同宽，照护者一手放在病人膝上，向前下方按压膝关节，帮助病人伸髋、抬臀，另一只手拍打臀部，刺激臀部收缩，重复以上动作，每日 3 次，每次 15 ~ 20 个。当病人能很好地完成双桥运动后,可增加难度完成单桥运动。

2）单桥运动：病人取仰卧位，一侧膝关节屈曲，另一侧下肢保持伸直状态，照护者协助病人伸髋、抬臀，拍打臀部，刺激臀部肌肉收缩，保持 3 ~ 5s，重复以上动作，每次 15 ~ 20 个。

3）桥式运动的注意事项：①病人抬起臀部时注意充分伸展髋部。②双脚平放于床面时，足跟紧贴床面。③伴有心脑血管疾病的病人，在运动中避免憋气或过度用力，以免血压升高，引起其他不适。

5. 第五步：下床训练

下床训练包括站立、站立平衡训练以及屈曲运动训练。这一阶段的训练对于病人是一个新的挑战，照护者协助病人下床及站立平衡训练时要防止跌倒。站立平衡训练包括伸膝分离训练、单腿抬升训练，最好有2名照护者站在病人两侧进行保护，防止跌倒。屈曲运动训练，协助病人摆仰卧位，将双腿伸直－屈曲，屈曲程度尽量靠近胸部。每日2~3次，每次20~25min。

6. 第六步：轮椅或助行器训练

1）轮椅训练是病残者进行身体活动功能锻炼的一种康复性训练，是让病人逐步恢复生活自理能力的一种重要方法。当病人可以站立时，协助病人手扶轮椅进行慢慢移动，进而练习病人左右脚控制情况；在家属的看护下，也可进行改善下肢支撑能力的训练，如下蹲、站起；也可进行复杂步行能力训练，如侧方行走，站立位两足轮流前交叉运动等。

2）助行器训练目的是昏迷病人在恢复期，具有一定行动能力后，可以借用助行器，辅助站立和行走，保持身体稳定。首先检查助行器性能是否完好，先固定轮式助行器车轮，扶病人站起，躯干前倾，根据身高，调节助行器至合适高度。病人双手握住助行器，双脚站在助行器两后脚连线位置。第一步：提起助行器，放置到正前方。第二步：向前迈出患腿，足跟落在助行器两后腿连线位置。第三步：迈出健腿，站稳后嘱病人慢慢将重心落至助行器上，恢复起始姿势，重复以上步骤，步行锻炼时，照护者随时陪伴左右（视频5-5）。

视频 5-5

3）助行器使用时注意事项：①迈步时不要过于靠近助行器，否则会有向后跌倒的危险。②步行时，不要将助行器放置太远，否则会影响身体平衡。③病人手脚力量弱，不协调或不能通过手腕负重时，不宜使用。④应循序渐进增加活动量,如果有任何不适，立即终止行走。

7. 第七步：日常生活训练

这一阶段主要是提高病人生活自理能力，为回归社会做准备。照护者协助病人先进行更衣训练，如穿脱衣服、鞋子、袜子，穿衣服时先穿患侧肢体，后穿健侧肢体，脱衣服时先脱健侧，再脱患侧，衣服选择容易穿脱的样式。其次是进食用餐训练如饮水、使用餐具送达食物到口，再进行个人卫生训练，如梳洗、剃须，最后进行上厕所、洗澡等日常训练。

（四）主动训练

主动运动训练适用于昏迷病人一侧肢体活动障碍的情况，这一阶段的病人可以靠自身部分力量完成一些项目，照护者给予辅助性帮助。包括双手上举训练、上肢负重训练、肘屈伸控制训练。

1. 双手上举训练

如图 5-2 所示，协助病人十指交叉，将拇指置于健侧拇指上方，选仰卧位或坐立位，用健侧手带动患侧手，将手举过头顶。双手上举训练可以缓解上肢水肿和肩部疼痛。每日 3～5 次，每次 10～20min。

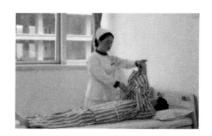

图 5-2 双手上举训练

2. 上肢负重训练

协助病人取坐立位，将肩关节外旋、外展，手指和肘部伸展将一侧身体支撑起来，并将重心慢慢转至患侧。根据病人自身情况设定时间，训练后要注意休息，初期进行训练时可以给予辅助，保证病人的安全，待病人能够自行训练后可适量加压。每日 3～5 次，每次 10～20min。

3. 肘屈伸控制训练

1）协助病人取仰卧位，将肩部屈曲，双手前伸（图 5-3A）。然后再用双手触摸对侧肩部（图 5-3B）。

2）反复训练，使其能够自如地控制肘屈伸后，再加强训练难度，停留在任意的角度并且保持动作数秒（图 5-3C）。每日 3～5 次，每次 10～20min。

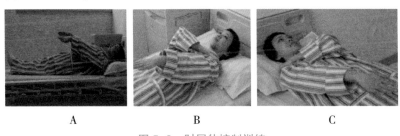

A　　　　　　　　　**B**　　　　　　　　　**C**

图 5-3　肘屈伸控制训练

A.病人双手前伸；B.病人双手触摸对侧肩部；C.病人反复练习肘屈伸

六、家庭康复护理应该注意的问题

（一）安全防护及病情观察

（1）床上要装有防护栏，防止病人卧床期间意外坠床。站位或行走训练时建议两人辅助，避免摔倒。

（2）使用矫形器、辅助器具时，首先要详细阅读说明书，熟悉其性能、使用方法及注意事项，在保护病人安全前提下才能进行动作训练，必要时在康复理疗师或康复护士的指导下使用，不可盲目跟风使用，否则适得其反。在使用过程中还要注意器具遮盖皮肤有无压红或肿胀、骨关节处及末梢肢体温度是否冰凉，固定松紧度一般以容纳一指为宜，避免过紧引起局部血液循环障碍。

（3）对于四肢软瘫或僵硬的关节活动注意把握力度，避免肌肉拉伤或关节脱位。

（二）突发情况处理

（1）观察病人的异常行为变化：如病人出现咬牙、口角㖞斜或紧闭、四肢关节突然僵硬、大汗、抽搐、烦躁等症状时，第一时间保证病人安全，停止运动训练，保持气道通畅，紧急情况立即拨打120急救电话或送医。

（2）进行体位变换训练时，如从平卧到坐位，或从坐位到站位时，要密切观察病人有无面色苍白、身体出冷汗、头晕等症状发生，出现异常情况时，立即给予去枕平卧位，并测量血压和脉搏，防止发生直立性低血压。待症状缓解后再进行训练时，适当摇低床头，逐渐增加床头高度，以提高病人身体耐受力。

（三）动态记录康复过程

照护者对病人苏醒程度和日常生活能力及时进行评估和记录，为持续康复指导提供依据。

七、家庭康复护理的误区

从某种角度讲，有些病人能否生活自理，进而回归家庭、社会，取决于家庭康复的质量。有些病人在居家康复中，由于缺乏科学的康复训练方法，导致运动训练出现一些问题。居家康复护理应避免以下误区。

（1）很多病人家属认为康复很简单，没有什么技术含量，不需要专业的知识，导致一些存在肢体功能障碍的病人回归家庭后，盲目进行行走训练，从而出现各种错误的运动模式。

（2）有些病人没有意识到功能障碍训练的重要性，从而放弃延续医院的康复训练。

（3）还有一些病人及家属缺乏规范康复训练知识，只是在家属的协助下进行有限的活动，比如只进行下肢行进锻炼，而忽视整体协调训练。例如中风的病人，其规范康复训练包含上肢功能训练操、下肢功能训练操、躯干平衡训练、日常生活功能训练、语言训练等。

护理指导建议

（1）制定一份家庭康复作息表，定时安排日常生活护理、康复训练及休息时间。

（2）对家庭设施及布局针对性改造，减少病人室内活动的事故隐患。如室内无障碍物改造、厕所及浴室加装扶手、室内照明改造等。

（苏晓娟　周佳）

第六章

静脉血栓栓塞症的预防与护理

　　静脉血栓栓塞症（venous thromboembolism，VTE）是指血液在静脉内不正常凝结，使血管完全或不完全阻塞，属于回流障碍性疾病。它包括下肢深静脉血栓形成（deep venous thrombosis，DVT）和肺动脉血栓栓塞症（pulmonary embolism，PE），DVT 和 PE 被认为是同一疾病的不同阶段、不同部位的两种表现。全球每年约 1 000 万静脉血栓栓塞症新发病例，是继急性心肌梗死和中风之后的第三大主要血管疾病，常被人称为"沉默的杀手"。约 80% 的 DVT 病人无临床症状，70% 的 PE 病人死后才能被发现。与动脉血栓相比，静脉血栓栓塞症在昏迷病人中不容易被发现，发病率更高，治疗延迟，死亡率高！当原发疾病治疗结束后，可能需要转为家庭照顾，在漫长的家庭照护过程中如何预防 VTE、发生 VTE 后如何及时处理，就成为照顾者的重要任务之一。

一、静脉血栓栓塞症的相关知识

（一）概念

　　下肢深静脉血栓形成是指血液在深静脉内不正常凝结引起的静脉回流障碍性疾病，可发生于全身各个部位，多见于下肢。

　　肺动脉血栓栓塞症是指来自静脉系统或右心的血栓阻塞肺动脉主

干或其分支导致的肺循环和呼吸功能障碍，是导致住院病人死亡的重要原因之一。

（二）静脉血栓栓塞症的临床表现

随着发生部位和程度不同，临床表现也不同。

（1）肢体浅静脉血栓常见于下肢的大小隐静脉及其属支。血栓部位有红肿和压痛，急性炎症反复发作后，病变静脉可闭塞或成条索状。

（2）下肢深静脉血栓形成包括小腿肌肉静脉丛血栓形成和髂骨静脉血栓形成。前者可表现为小腿疼痛、压痛及轻度水肿。后者起病急，有发热、局部呈持续性疼痛伴压痛、受累静脉呈条索状、下肢水肿明显、皮肤张紧发亮、胫后动脉搏动消失等临床表现。

（3）肺动脉栓塞是 VTE 最严重的表现，肺栓塞的临床表现根据血管阻塞的严重程度、数量、大小、部位以及病人年龄，是否有肺部和心脏疾病等基础疾病而不同，可从无症状到突然死亡，不同病例常有不同的症状组合，但均缺乏特异性。根据国内外对 PE 症状学的描述，各临床症状、体征及其出现的比例从高到低依次为：呼吸困难及气促，胸痛，晕厥，烦躁不安、惊恐甚至濒死感，咯血，咳嗽，心悸。

（三）静脉血栓栓塞症的高危因素

静脉血栓栓塞症的三大危险因素是血流瘀滞、血液高凝状态、静脉内膜损伤。

（四）静脉血栓栓塞症的辅助检查

（1）常规实验室检查：血浆 D- 二聚体测定、血常规、凝血功能、动脉血气分析、心肌酶谱、肺功能检查、心电图、X 线胸片、超声心电图等。

（2）DVT 相关影像学检查：彩色多普勒超声检查、肢体容积描述常用电阻抗容积描记法（IPG）、放射性同位素检查、静脉测压、CT

静脉造影（CTV）、磁共振静脉造影（MRV）、X线静脉造影（CV）等。

（3）PE相关影像学检查：肺动脉造影（PAA）、CT肺动脉造影（CTPA）、MRI肺动脉造影（MRPA）、核素肺通气/灌注扫描。

诊断：由血管外科医生综合临床表现、实验室检查、超声检查等结果进行诊断。

（五）昏迷病人居家照护时如何发现VTE

（1）昏迷病人无法表达疼痛，需照顾者每日观察其下肢，如发现腿部较之前粗，手摸下肢皮肤温度稍高、颜色稍深，按一下出现凹陷等其中任一一项，应警惕下肢深静脉血栓发生。

（2）昏迷病人突然发生呼吸困难，剧烈咳嗽，经检查呼吸道通畅，使用血氧饱和度仪显示血氧持续下降，应警惕肺栓塞发生。

（3）了解病人病史（近3个月内有无外科手术、骨折、恶性肿瘤、血液疾病等）及用药史（脱水利尿药、激素药、化疗药等），曾经有血栓史病人需重点观察。

（4）病人出现可疑VTE时，家属应高度重视，及时送医，由专科医生进行检查与诊断。

二、静脉血栓栓塞症的预防护理

由于静脉血栓栓塞症发病的隐匿性，易漏诊，发现时可能已经造成了严重后果。在临床上可以通过风险评估量表及时发现先兆，及时采取有效预防护理措施，减少静脉血栓栓塞症的发生。

（一）血栓危险因素评估表

（1）2016年美国胸科医师学会（ACCP）推荐使用Caprini评估量表（表6-1）。

表 6-1　Caprini 评估量表

评分	病史	实验室检查 / 手术
1 分 / 项	□ 年龄 41 ~ 60（岁） □ 充血性心力衰竭（1 个月内） □ 肥胖（BMI ≥ 25） □ 卧床的内科病人 □ 下肢水肿 □ 妊娠或产后（1 个月） □ 异常妊娠 □ 其他因素 服用避孕药或激素替代治疗 □ 炎症性肠病史 □ 大手术（1 个月内） □ 静脉曲张 / 慢性静脉瓣功能不全 □ 急性心肌梗死 □ 败血症（1 个月内） □ 严重的肺部疾病,含肺炎(1 个月内) □ 功能异常，COPD	□ 大多数门诊手术 □ 计划小手术
2 分 / 项	□ 年龄 61 ~ 74 岁 □ 恶性肿瘤（既往或现患） □ 卧床＞ 72h □ 石膏固定（1 个月内）	□ 脊柱手术（恶性肿瘤）
3 分 / 项	□ 年龄 ≥ 75 岁 □ 深静脉血栓 / 肺栓塞病史 □ 血栓家族史 □ 肝素引起的血小板减少 □ 未列出的先天性或后天性血栓形成	□ 抗心磷脂抗体阳性 □ 中心静脉置管 □ 血清同型半胱氨酸升高 □ D- 二聚体升高 □ 纤维蛋白原升高 □ 蛋白 C/S（PC/PS）降低 □ 腹腔镜手术 □ 抗凝血酶降低 □ 整形手术 □ 大手术

评分	病史	实验室检查 / 手术
5分 / 项	□ 脑卒中（1个月内） □ 急性脊髓损伤（瘫痪）（1个月内）	□ 开颅手术(创伤性脑损伤) □ 大多数胸部手术 □ 全肺切除术 □ 心脏手术 □ 减肥手术 □ 妇科手术 □ 脊髓损伤、其他大损伤 □ 脊柱手术(恶性肿瘤导致) □ 选择性下肢关节置换术 □ 髋关节、骨盆或下肢骨折多发性创伤(1个月内)
总分		

0~1分低危：基本预防　　　　　　　　　2分中危：基本预防 + 物理预防

3~4分高危：基本预防 + 物理预防 + 药物预防

≥ 5分极高危：基本预防 + 物理预防 + 药物预防

此量表经过中国三级甲等医院多名专家认证，适用于外科或内科病人，由于项目较多、评分复杂，目前多用于外科病人。

（2）2015年中国专家建议内科病人使用 Padua 评估量表（表 6-2）。

表 6-2　Padua 评估量表

风险因素	分数
活动性恶性癌症①	3
既往 VTE 病史（不包含浅表静脉血栓）	3
活动减少（长期卧床）②	3
已知的易栓症③	3
近期（1个月内）发生创伤和 / 或手术	2
年龄 ≥ 70 岁	1
心衰和 / 或呼吸衰竭	1

风险因素	分数
急性心肌梗死或缺血性脑卒中	1
急性感染和 / 或风湿性疾病	1
肥胖（BMI ≥ 30）	1
目前正接受激素治疗	1

注：①病人有局部扩散或远处转移和 / 或在近 6 个月内接受过放化疗；②卧床至少 3d（由于病人活动受限或遵医嘱）；③遗传性抗凝血酶缺乏、遗传性蛋白 C 缺乏症、蛋白 S（PS）缺乏症、因子 Vleiden（FVL）突变、凝血酶原 G20210A 突变、抗磷脂综合征。

（3）表 6-3 和表 6-4 是由 Wells 等人分别在 1995 年和 1998 年在文献资料及临床经验基础上针对 DVT 和 PE 提出的临床预测方法。

表 6-3　Wells DVT 的评分标准

项目	得分 / 分
肿瘤	1
瘫痪、不完全瘫痪或近期下肢石膏固定	1
近期卧床＞ 3d 或 12 周内需要全麻或局部麻醉的大手术	1
沿深静脉走行的局部疼痛	1
全下肢的水肿	1
与无症状侧相比，小腿水肿＞ 3cm（胫骨粗隆下 10cm 处测量）	1
局限于有症状腿部的指凹性水肿	1
浅静脉的侧支循环（无静脉曲张的情况下）	1
DVT 和诊断为其他疾病的可能性一样大	−2

表 6-4　Wells PE 的评分标准

项目	得分 / 分
DVT 的临床症状及体征(至少有肢体的肿胀及深静脉路径上的触痛)	3
心率＞ 100 次 /min	1.5
有一种诊断方法疑为肺动脉栓塞	3

项目	得分 / 分
以前有 DVT/PE 病史	1.5
前 4 周有手术或制动史	1.5
咯血	1
恶性肿瘤（肿瘤治疗中或 6 个月内的姑息治疗）	1

（二）VTE 预防措施

通过量表打分可对不同人群进行风险评估，针对不同风险可采取基础预防、物理预防、药物预防等措施。三大预防可单独使用，也可联合使用。预防措施如下。

1. 基础预防

1）卧床病人可抬高双下肢 20°~30°，避免膝下垫硬枕。

2）每日多饮水（2 000ml 以上），心功能异常、肝肾功能异常、电解质紊乱等病人，需遵医嘱严格控制饮水量。

3）低脂高纤维饮食，保持大小便通畅。

4）保持正常体重，避免消瘦或超重。

5）戒烟限酒。

6）避免过紧的腰带和紧身衣。

7）避免在同一部位反复静脉穿刺或在下肢静脉穿刺。

8）早期活动，尽早下床，在床上可行主动或被动运动。清醒病人应鼓励其主动做踝泵运动、膝关节屈伸运动、股四头肌运动、股四头肌等长收缩、股四头肌直腿抬高运动等；昏迷病人在无禁忌证时应尽早进行被动运动，包括比目鱼肌和腓肠肌按摩、踝关节被动运动、股四头肌等长收缩、股四头肌非负重直腿抬高运动等。

2. 物理预防

1）梯度压力抗栓袜（GCS，简称弹力袜）：通过机械方法收缩小腿肌肉，对血管腔加压，促使静脉血回流心脏，确保下肢静脉血液良好循环，防止下肢静脉瘀滞和扩张，保护静脉瓣膜，从而防止深静脉血栓形成。

2）间歇充气加压装置（intermittent pneumatic compression，IPC，简称气压治疗仪）：是一种提供间歇性的、气动压力系统，在无创情况下使下肢血液流速比基准值提高 250%，以促进静脉血液循环，尤其对于血栓高危人群，有助于预防深静脉血栓及肺栓塞的形成。

3）足底静脉泵（venous foot pump，VFP）：是一种模仿"生理性足泵"且能够有效预防 DVT 等疾病的空气脉冲物理治疗仪。通过脉冲气体在极短时间内快速冲击足底的方式，使肢体的静脉血获得类似行走状态下的一种脉冲性加速，从而大幅度提高血流速度，达到预防DVT 及静脉血栓脱落而导致的肺栓塞或因深静脉血栓衍生的后遗症。

3. 药物预防

药物预防措施是目前发展最快、推广普及程度最高的一类预防措施。目前在临床中被广泛应用的抗凝药物包括低分子肝素、凝血 Xa 因子抑制剂以及法华林等。表 6-5 介绍了目前临床常用的抗凝药物及其特点。

表 6-5　常用的抗凝药物及其特点

项目＼药物	普通肝素	低分子肝素	维生素 K 拮抗剂	Xa 因子抑制剂
代表药物	肝素	克赛 速碧林	华法林	磺达干癸纳 拜瑞妥
作用原理	通过对抗凝血酶Ⅲ发挥作用	通过高抗 Xa/ 抵抗Ⅱa 发挥作用	维生素 K 拮抗剂	直接作用于因子 Xa 的活性中心
用法	皮下注射	皮下注射	口服	口服

续表

项目 \ 药物	普通肝素	低分子肝素	维生素K拮抗剂	Xa因子抑制剂
检测指标	APTT 血小板计数	肝肾功能 血小板计数	INR	无
优点	便宜 不透过胎盘	不需要监测APTT 不透过胎盘	使用方便 价格较低	使用方便 监测项目少
缺点	长期使用可导致骨质疏松	对肝肾功能要求高	易受食物影响,勿过多食用含维生素K的食物/豆类/动物肝脏等	价格较高

1)正确使用抗凝药物:使用方法分为皮下注射和口服。

(1)皮下注射:①注射部位。推荐选择腹部进行注射,有规律地轮换注射部位能明显减少出血。建议注射部位以脐周左右10cm、上下5cm,避开脐周1~2cm的范围为宜,每次注射部位间隔2cm。②注射方法。预灌针剂注射时不必排气。③穿刺角度。提捏皮肤垂直进针。④注射速度采用10s持续注射后等待10s再拔针。⑤注射后无须按压,如有出血和水肿,建议按压3~5min,按压力度以皮肤下陷1cm为准,不可按压过重。避免皮下出血、硬结,禁止热敷,避免药物注入肌肉层。

(2)口服:遵医嘱按时、定量服用。建议使用醒目的台历做好标记,可自备药片切割器以确保剂量准确性,同时分装好,以达到稳定的血药浓度。

2)使用抗凝药期间的注意事项。

(1)未经医生允许,不得自行停药或更改剂量,严格遵医嘱执行。

(2)在治疗期间,一切成分不详或作用机制不明确的治疗措施均应谨慎对待。

(3)因其他疾病需就诊或计划手术、有创操作时,应提前告知医生正在使用抗凝药。

（4）一旦发现牙龈、皮肤瘀斑及身体其他部位出血等，请及时就医。

（5）使用抗凝药期间，应该定期复查相关指标。

3）抗凝期间温馨提醒。

（1）在日常生活中，避免进行针灸、刮痧等可能引起出血的操作。挠痒、洗澡、清理鼻腔、耳腔等日常护理时动作轻柔。生活用品要更换为柔软、安全物品。

（2）营养餐建议清淡、易消化食物。警惕含渣、鱼刺或坚硬食物。

（3）明确有上、下肢静脉血栓的病人禁忌按摩。

（4）抽血、划伤、擦伤后按压时间延长。

（5）保持大小便通畅。

（6）气管切开病人吸痰时注意负压。

三、下肢深静脉血栓病人的治疗与护理

（一）DVT 的非手术治疗与护理

非手术治疗适用于周围型及超过 3d 以上的中央型和混合型 DVT 病人，主要的治疗方式包括卧床休息，抬高下肢，遵医嘱使用治疗型压力抗栓袜；药物疗法（抗凝治疗或溶栓治疗）。

1. 一般护理

1）心理护理：讲解相关知识，消除病人及家属紧张情绪，鼓励其积极配合治疗。

2）体位：急性期绝对卧床 10～14d，床上大、小便。禁止对患肢进行按摩、热敷，以免血栓脱落。抬高患肢高于心脏水平。膝下垫软枕，保持功能位。

3）病情观察：每日定时、定位测量腿围，观察足背动脉搏动及

下肢温度，发现异常及时上报医生。

4）功能锻炼：恢复期进行踝泵运动，每日数次，每次 3 ~ 5min，促进下肢静脉回流和侧支循环建立。

5）健康教育：通过反复多次的讲解，让病人及家属掌握治疗期间的注意事项。

2. 抗凝、溶栓药物治疗的护理

注意遵医嘱按时、按量服用药物，禁止漏服、多服。注意观察用药后的效果及不良反应。

（二）DVT 的手术治疗与术后护理

手术治疗适用于急性期病人，尤其是股青肿和股白肿的 DVT 病人，在发病 3d 内取栓最好。手术方式有下腔静脉滤器植入术、静脉切开 Fogarty 导管取栓术、置管溶栓术。

1. 下腔静脉滤器植入术的护理

下腔静脉滤器（inferior vena cava filter，IVCF）是为预防下腔静脉系统栓子脱落引起肺栓塞而设计的一种装置。在病人行下腔静脉滤器植入术前、后应做到以下方面。

1）术前遵医嘱完成各项检查。

2）病人行下腔静脉滤器植入术后，需遵医嘱予以穿刺处压迫和肢体制动。

3）经股静脉途径穿刺的病人，需注意观察穿刺部位有无渗出、血肿、足背动脉搏动、皮肤温度、颜色等情况，若有异常，及时通知医生并配合处理。

4）经颈静脉途径穿刺的病人，需注意观察病人有无胸闷、胸痛、呼吸困难、血压下降等表现，一旦发现异常或病人自觉不适，需及时告知医生予以处理。

5）术后鼓励病人卧床时多做踝泵运动，逐渐增加活动量，促进下肢深静脉再通和侧支循环建立。

2. 置管溶栓术的护理

它是将带有很多侧孔的溶栓导管，通过深静脉穿刺后鞘管建立的静脉通道插入血栓中，将溶栓药物通过侧孔持续推注到血栓中。这种方法对静脉壁的损伤轻，且能较好地保护静脉瓣功能，置管溶栓术前放置下腔静脉滤器是为了预防在置管溶栓过程中血栓脱落引起的急性肺栓塞。在病人置管溶栓术后，应做到以下方面。

1）导管和鞘管穿入皮肤端要用无菌敷料覆盖，绷带包裹。要仔细观察管道是否完好，有无渗血，以及药物滴入是否通畅。

2）术后当天以平卧为主，防止置管穿刺处渗血；留置管道的肢体尽可能伸直，弯曲度最大不可超过45°，防止导管、鞘管弯折。

3）使用尿激酶溶栓治疗时，药液应现配现用，准确抽取剂量。24h持续用药时，可使用输液泵以精确输注速度。

4）观察局部出血、渗血及全身出血倾向。每日定时测量肢体周径，并与健侧比较。同时观察病人的神志及患肢皮温、色泽，有无头痛、呕吐、意识障碍的情况。

5）要遵医嘱定期复查凝血酶时间、血浆纤维蛋白原含量、血浆凝血酶原时间、活化的部分凝血活酶时间等。

四、肺栓塞的应急处理与护理

（一）肺栓塞应急处理

家庭照顾过程中如发现病人呼吸浅快、咳嗽、呼吸困难、口唇发绀等，可用血氧探头检测血氧饱和度，若持续下降应警惕肺栓塞发生。照顾者千万不要慌张，不要拍、喊、摇晃或搬动病人。摇晃病人易加速血栓脱落，堵塞肺部，死亡率极高。将病人严格卧床、头偏向一侧，保持呼吸道通畅，禁止给病人进食、进水。拨打120急救电话，告知医生病人的情况及简要病史、用药史等。切忌犹豫，肺栓塞病人救治时间紧迫，需尽快就医。

（二）肺栓塞病人护理

1. 严密观察

肺栓塞病人病情变化快，需密切观察病人的体温、脉搏、呼吸、血压、血氧饱和度、有无咳嗽、咯血等症状，做到早发现、早处理。

2. 卧位护理

发生肺栓塞应绝对卧床休息2～3周，禁止搬动病人。如已经确认栓子部位可采取健侧卧位，可预防栓子活动。

3. 心理护理

多与病人家属交流，缓解家属紧张情绪，积极配合护理和治疗。

4. 用药护理

严格遵医嘱用药，禁自行加药或减药或漏服等，用药期间注意观察有无出血倾向。如有疑问及时联系医生。

5. 皮肤护理

肺栓塞病人需长期卧床，因卧床时间长、活动受限，易出现皮肤问题，需保持床单位清洁、平整。可使用气垫床、翻身枕等预防压疮发生。

6. 预防感染及出血

保持室内空气新鲜、流通，严格执行无菌操作。尽量减少动静脉穿刺、肌内注射、皮下注射的次数。生活用品使用柔软、舒适的材料。

7. 饮食、大小便护理

低脂、低糖、高纤维、高蛋白、清淡易消化饮食，每日饮水量大于2 000ml，可降低血液黏滞度，增加血流速度。保持大小便通畅，用力排便会引发栓子脱落，必要时可使用缓泻剂帮助排便。

8. 疼痛护理

肺栓塞病人多有胸痛表现，严格遵医嘱用药，加强对呼吸、心率、血压等监测。

9.康复锻炼

肺栓塞康复期病人，仍以卧床休息为主，逐渐增加活动量。

五、梯度压力抗栓袜的使用原理与注意事项

（一）弹力袜使用原理

弹力袜是一种具有梯度加压的装置，能够促进静脉血液回流，有效地改善静脉循环，减少腿部静脉逆流和瘀血，可预防和治疗下肢静脉疾病。

适用人群：因工作需要长期久站或久坐、外科手术术后、长期卧床不能活动下肢、有静脉曲张、下肢深静脉血栓形成等人群。

（二）弹力袜选择

（1）弹力袜压力：根据对脚踝施加压力的程度不同，弹力袜可分为治疗型和预防型。预防型的弹力袜在脚踝部位的压力为 14～18mmHg，小腿部位的压力为 14～15mmHg。目前一些指南、研究及证据更倾向于使用低压力梯度袜进行 DVT 的预防。治疗型弹力袜需遵医嘱选择。

（2）弹力袜款式：有膝下弹力袜、膝上弹力袜、连腰弹力袜三种款式。

（3）弹力袜分为加大、大、中、小（XL、L、M、S）号。使用前应测量病人脚踝（脚脖子最细处）周长、小腿肚最大周长、大腿最大周长。建议按照说明书进行选择，如使用连裤袜，还应结合病人的身高、体重进行选择。

（三）弹力袜使用方法（视频 6-1）

（1）给病人洗脚，修剪脚指甲及老皮。照顾者洗手，修剪手指甲及老皮。

视频 6-1

（2）病人平卧,脱掉或卷起裤腿,检查腿部及足部情况。抬高下肢。

（3）检查弹力袜的完整性和弹性。

（4）穿弹力袜：将一只手伸进袜筒握住袜跟部位，另一只手将袜筒由里向外翻，一直翻至后跟；用两手拇指撑在内侧，四指抓住袜身，两手拇指向外撑紧袜子把脚伸入袜内；食指与拇指协力把袜子拉向足踝部，将整个袜身拉过脚后跟；把袜跟置于正确的位置，将整个袜筒拉到足踝部位以上后，按 Z 字形将袜筒拉伸至腿部；穿好后要检查是否穿着平整。

（5）脱弹力袜：从顶部开始，大拇指在内，其余手指在外，将弹力袜逐步顺腿脱下。

（四）弹力袜使用的注意事项

（1）有腿部皮肤疾病、下肢严重畸形、无法选择合适弹力袜等禁忌使用。

（2）确保正确的尺寸选择，以保证最大效果。

（3）穿脱弹力袜时，不要让首饰和指甲刮伤弹力袜；气候干燥时要预防脚后跟皮肤皲裂，避免刮伤袜子。

（4）穿、脱弹力袜后需观察腿部肿胀、颜色、温度等情况。连续穿戴每天至少脱下 2 ~ 3 次,每次休息 30min。若使用后腿部出现肿胀，皮肤出现破溃、皮疹时，要及时联系医生调整弹力袜尺寸。

（5）弹力袜可以使用清水清洗，阴干，不可用碱性肥皂和太阳暴晒，会导致弹力袜纤维受损，失去弹性。

（6）当弹力袜弹性丧失需更换新的弹力袜。

六、间歇充气加压装置的使用原理与注意事项

（一）气压治疗仪的使用原理

气压治疗仪是一种提供间歇性的、气动压力的系统，它可在无创

情况下通过对肢体充气加压使下肢血液流速比基准值提高 250%，以促进病人静脉血液循环，尤其是对于血栓高危人群，有助于预防深静脉血栓及肺栓塞。需遵医嘱使用。

（二）气压治疗仪的组成

主要由控制泵、连接管及充气腿套或足套、电源线组成。不同厂家的气压治疗仪设置不一，需严格根据说明书来设置。

（三）气压治疗仪的使用（视频 6-2）

视频 6-2

（1）病人平卧，检查腿部皮肤，测量腿围，选择合适的腿套。

（2）穿腿套 / 足套，检查腿套 / 足套、连接管、控制泵、电源连接情况。

（3）选择工作模式 / 压力、时间。

（4）观察气压治疗仪工作状态及病人情况。

（5）治疗结束，关机，取下腿套 / 足套。

（6）清洁消毒腿套 / 足套、仪器，备用。

（四）气压治疗仪的使用注意事项

（1）有腿部皮肤疾病、下肢严重畸形、水肿、疑似已出现深静脉血栓等禁止使用。

（2）每日测量病人大腿及小腿的周长，同时观察病人有无疼痛、肿胀感及下肢皮肤、温度、颜色的改变。定期进行彩超检查，了解下肢有无血栓形成。

（3）治疗期间注意观察气压治疗仪的运行情况，有无电源脱落、管路打折，同时还要观察病人皮肤颜色和温度，有无胸闷、呼吸困难及发绀的发生。

（4）建议长期使用，每日 2～3 次，每次 30min，可配合弹力袜使用。

（5）气压治疗仪操作简单，但需严格按照操作流程执行，可延长机器使用寿命。

（6）仪器使用后要及时清洁、整理线路，使仪器处于备用状态。

七、踝泵运动

（一）踝泵运动的作用

踝泵运动是指通过踝关节的运动可以使腓肠肌有节律地收缩，在一定程度上可提高腓肠肌内静脉血流速度，从而减少静脉血流瘀滞的可能。踝泵运动包括踝关节屈伸和环绕运动，对于卧床及手术后病人的功能恢复有着至关重要的作用。

（二）踝泵运动（视频6-3）

视频 6-3

（1）踝关节屈伸动作：平卧或坐于床上，下肢伸展，大腿放松，主动或被动运动。首先缓缓勾起脚尖，尽量使脚尖朝向自己，至最大限度时保持10s，然后放松。然后脚尖缓缓下压，至最大限度保持10s，然后放松。

（2）踝关节环绕动作：平卧或坐于床上，下肢伸展，大腿放松。以踝关节为中心，脚趾做360°环绕，尽力保持动作幅度最大。环绕可以使更多的肌肉得到运动，可顺时针和逆时针交替或同时进行。

（三）注意事项

（1）长期卧床或术后禁止下床的病人，由于血液循环不畅，肌肉或肌腱有不同程度的萎缩，环绕运动会受到限制，甚至出现痛觉或疼痛剧烈，此时可只做屈伸动作，待疼痛缓解后增加绕环运动。

（2）踝部术后或石膏固定者不宜进行踝泵练习。

（3）刚开始练习用力要循序渐进，逐渐适应后再增加强度练习。在练习的过程中如感觉疼痛难忍，可减少训练的时间和次数。

八、股四头肌运动

（一）股四头肌运动的作用

股四头肌是人体最大、最有力的肌肉之一，对维持人体直立，大腿、小腿、膝关节的伸和屈起着至关重要的作用。进行功能锻炼，如股四头肌等长收缩、非负重直腿抬高等，通过模拟日常生活中肌肉的"静脉泵"作用，促进下肢血液循环，预防下肢深静脉血栓。

（二）股四头肌运动（视频6-4）

视频6-4

（1）股四头肌等长收缩：平卧或坐于床上，双腿自然放松。膝关节下放一小毛巾卷，然后双腿绷直向下压毛巾卷，然后放松。保持5s，交替进行。

（2）股四头肌非负重直腿抬高：①主动锻炼。平卧于床上，双腿伸直，主动地抬起双下肢或者单下肢，尽量地往上抬，抬到最高点，维持15～20s后放平。②被动锻炼。针对昏迷、偏瘫、下肢不能自主活动的病人被动进行锻炼。照顾者一手握住踝关节，另一只手托住小腿，抬高30°，保持5～10s后放平。

（三）注意事项

（1）下肢石膏固定、骨折、关节畸形病人禁做此运动。

（2）建议每日运动3～4次，每次20～30组，也可根据照顾者体力进行时间安排。

（胡丹　郭芳）

第七章

癫痫的观察与护理

癫痫,俗称"羊角风"或"羊癫疯",当病人癫痫发作时,常因意识丧失、口吐白沫、眼珠上翻、肢体抽搐等状态,让人们对该疾病闻之色变。放眼全球,癫痫作为最常见的慢性疾病之一,其影响已超过5 000万人。在中国,每年的癫痫发病率为每10万人中有28.8～35.0例, 癫痫的终生患病率为7.6%, 活动性癫痫患病率为6.38%。最新临床诊疗指南将癫痫定义为非单一的疾病实体, 还包含不同病因基础、临床表现各异但以反复癫痫发作为共同特征的慢性脑部疾病状态。也就是说, 癫痫可以是一种未知病因的疾病, 也可以是由其他因素所导致的一种脑部疾病状态。我们需要勇于走近它、了解它,用更积极科学的方法应对它。癫痫往往易导致其他问题出现,如病人易出现跌倒、坠落伤、抑郁,对儿童来说还可能造成智力发育障碍、发育迟缓,当癫痫发作严重时甚至会危及生命。作为与癫痫病人朝夕相处、最为亲近依赖的照顾者来说,只有通过不断学习医疗知识,掌握对该疾病的科学认知和正确应对方法,才能更好地帮助病人与病魔做斗争,切实提高病人乃至整个家庭的生活质量。

一、癫痫的相关知识

（一）概念

如果把人体比作一台机器,那么它的驱动核心便是大脑,大脑通过脑内的神经元放电来下发"指令"，而这种"指令"会沿着像电缆一样的"神经纤维"传导到相应的器官来使该器官做出反应。如果大脑神经元不放电，那就是我们常听说的脑死亡；如果大脑神经元异常放电，便是我们常说的癫痫。由此可见，癫痫的发生是由于脑内的神经元放电过于频繁、电活动亢进，导致其相应放电部位出现抽搐或其他异常情况。

（二）病因

2015 年中国抗癫痫协会新版《癫痫临床诊疗指南》将癫痫定义为不是单一的疾病实体，而是一种有着不同病因基础、临床表现各异但以反复癫痫发作为共同特征的慢性脑部疾病状态。从这不难看出，癫痫可以是一种原因不明确的疾病，也可以是由于脑部其他疾病而导致的一种状态。常见原因主要有：①遗传因素导致的。父母中有一方或双方患有癫痫的，那么他们的孩子患上癫痫的可能性较大。②由外力致头部损伤导致的。由于脑组织受外力撞击而导致损害易造成癫痫发作。③颅内病变导致的。颅内若有血肿或者肿瘤形成，由于颅骨坚硬，颅腔空间不变，血肿或肿瘤的出现会使其周围的一部分脑组织受到压迫引起癫痫发作。④颅脑手术后不久的病人也会由于医源性的损伤而出现暂时性的癫痫发作。⑤开放性的颅脑损伤、颅脑手术等原因导致的颅内感染引发癫痫发作。最新版的癫痫指南中，癫痫的病因可分为遗传性、结构性、感染性、免疫性、代谢性以及未知病因六大类。

（三）临床表现

癫痫的临床表现主要为意识清楚的局灶发作、伴意识障碍的局灶发作、局灶性进展为双侧强直－阵挛、癫痫持续状态。单看这些专有名词十分晦涩难懂，但究其根本原因，癫痫只是脑内异常放电的表象，通常可表现为：①颜面部或者肢体感觉异常，比如味觉、嗅觉、听觉上的异常或是肢体某一部分麻木、刺痛等感觉异常。②意识障碍或自动症。病人会出现阵发性的意识模糊或是在意识模糊的同时出现特定的动作，如反复咀嚼或搓手或自言自语等。③意识丧失、身体僵硬，全身的骨骼肌肉呈收缩状态，病人此时血压高、心率快，并且随着脸部咀嚼肌的收缩极易导致病人舌咬伤。以前我们将这种情况常称作"大发作"。当这种"大发作"状态时间持续超过 30min 以上或者两次癫痫发作之间病人意识不恢复者，可认定为癫痫持续状态，需要紧急送往医院，接受进一步治疗。

（四）癫痫发作的危害

经常性的癫痫发作会对病人的心理、生活质量、生命安全等各个方面带来严重影响。在心理上，癫痫病人由于害怕自己癫痫发作时的状态难以被社会大众所接受，故而病人容易性格孤僻、行为怪异、冲动易怒等；在生活质量上，病人不能驾驶、游泳或高空作业，诸多限制导致生活质量下降；在生命安全上，癫痫病人需要有人陪伴，尤其是瘫痪或者昏迷的病人更是依赖他人照顾。癫痫频繁发作会损伤脑组织，甚至还会诱发中风、冠心病、心绞痛等重大心脑血管疾病的发生。

二、癫痫的治疗

（一）癫痫的治疗方法

由于癫痫致病因素多样，针对不同致病因素，其治疗方案天差地别，所以当病人就诊时，医生会对病人进行详细检查，尽可能找到具体原因，进行有针对性的治疗。癫痫常见的治疗方法有：①药物治疗。②手术治疗。③放射照射治疗难治性癫痫。④其他疗法。

1. 药物治疗

病人若半年内发作 2 次及以上者，一经诊断应立即用药，根据病人癫痫发作类型和药物不良反应遵医嘱服药。例如局灶性发作、强直性发作可以首选卡马西平，强直 – 阵挛发作首选丙戊酸钠。尽可能先从单一药物进行治疗，从小剂量开始，缓慢增至能最大限度控制癫痫发作而无不良反应或不良反应很轻的最低有效剂量。严禁病人私自停药。若病人癫痫发作控制良好，应在医生指导下，在末次发作后 3 ~ 5 年逐渐减少药量。从减少药量直至停药的这个过程应十分缓慢，需要半年至一年的时间，每次减少一小部分的用量，稳定一段时间后再进行下一次减量。

2. 手术治疗

在癫痫病人中，口服药物效果差或无效的病人中有一部分病人可通过外科手术达到控制症状的目的。目前外科治疗癫痫的主要方式为癫痫灶切除术，癫痫放电传播途径切断术、毁损和刺激术等。具体实施的手术方式会依病人病因而定。

3. 放射照射治疗难治性癫痫

放射照射治疗癫痫的方式主要分为直线加速器和伽马刀。其方法主要通过立体定向对致病灶具体结构或靶点进行毁损。这种治疗方式相较于常规手术治疗来说，大大减少了医源性的损伤。

4. 其他疗法

其他疗法包括电刺激治疗、生酮饮食治疗、免疫治疗、中医治疗等。

（二）癫痫辅助治疗

1. 视频脑电图检测

脑电图检查是通过颅外头皮或颅内记录到的大脑皮质局部神经元的自发性、节律性电活动，是最为有效诊断和明确癫痫发作类型的检查方法。视频脑电图可以在看脑电图的同时观看同步录像，有利于观察闪光刺激、过度换气、声音诱发等外界因素与脑电图改变的关系。长时程监测对癫痫分类、定位，尤其是对棘波灶的起源可提供有利的证据。

脑电图检查可分为无创和有创两种，两种方式都是利用电极传导来帮助医生锁定导致癫痫发作的病灶，只是电极放置的位置不同而已。无创式的脑电图是用导电膏涂抹在头皮对应部位，将多个电极片与之相贴合并用网套固定好；有创式脑电图则是通过开颅手术，将电极放置在颅骨下的脑组织表面，这种方式所探查到的异常放电部位比无创脑电图更加精准。

为了便于病人更好更快地完成检查，在进行脑电图检查前，家属应辅助做好准备工作。

1）头部的准备。如果是选择普通的脑电图检查，在检查前一日应将头发洗净，避免使用护发素等物品，以防止电极导电性。必要时可同有创脑电图一样，在检查前给予剃头准备。

2）物品的准备。由于病人在检查开始后受到电路的约束，活动范围有限，建议照顾者提前准备好大小便器并且时刻留陪在病人身边，拉好床栏，防止病人意外坠床。

3）病人及照顾者的配合准备。若病人一直在服用抗癫痫药物，需要遵医嘱在行脑电图检查期间停药。停止药物对癫痫的抑制作用可以使脑电图在病人癫痫发作时及时捕捉异常放电情况，从而更好地确定致痫灶的具体位置。若病人在脑电图检查期间未发生癫痫，照顾者应积极寻找病人发生癫痫的诱发因素，并给予相应的配合帮助，如辅助病人过度换气，与病人打牌、熬夜等诱发试验。

4）发作时的处置。发作时，照顾者应及时报告医生、护士，并注意保持房间明亮且不要遮挡房间摄像头，掀开被子以便于医生对病人癫痫发作时状态的回放观察。

5）病人及家属要保护好电极线，防止因病人牵拉而脱落。

2. CT、MRI、PET 检查

对于需要手术的癫痫病人，致痫灶的详细部位对手术切除有着

至关重要的意义。CT 检查对于继发性难治性癫痫的诊断有一定价值。MRI 对脑结构有改变的癫痫病人，尤其是对 CT 显示较差的颞叶结构，MRI 是目前公认的最佳手段。PET 对癫痫灶定位较为准确。一般认为，癫痫发作间期 PET 的准确率在 90% 左右。检查前，我们需要做好以下准备。

1）照顾者在预约检查时应积极配合医生、护士，告知病人的详细情况，包括病人的身高、体重、病史、癫痫发作规律、抗癫痫药物治疗情况、癫痫发作时间及发作症状、联系方式等。

2）判断病人是否可以坚持 10min 保持头部静止不动以配合检查，如果病人不能配合，应及时告知医生，以便于医生为病人检查前给予一定量的镇静药物。

3）协助病人取下身上所有的金属类物品，包括义齿。

4）对于需要推注显影剂或镇静剂的病人，照顾者应保护好护士提前穿刺好的静脉留置针，防止病人私自或无意拔除。在等待检查时，病人注射显像剂后，家属应辅助病人平卧休息、封闭视听、戴眼罩和耳塞，以避免声光刺激引起代谢变化以致对影像学结果的干扰。在检查完成后，照顾者应督促病人充分饮水，以便病人将人体所不能吸收的造影剂及时排出体外。

三、癫痫的护理

（一）癫痫病人的常规护理

1. 如何预防癫痫发作

癫痫的发作有一部分原因是特异性因素导致的，我们在临床上称其为诱发因素，可理解为对于本身就存在有癫痫发作可能的病人，某一些小的因素可促使其癫痫发作。这类诱发因素个体差异化较大。通过调查和总结，多数研究认为"应激"是癫痫发作最常见的诱发因素，除此之外还有睡眠紊乱、漏服药物、疲劳、发热、女性病人的月经周期变化等，这些诱发因素多达 40 余种，针对每位病人的具体因素各有不同，所以我们在平时对待癫痫的病人时，应该注重观察和回顾、勤于思考和总结，尽可能找到他们癫痫发作的诱因，这不仅能有助于他们预防、减少癫痫发作，也有助于在医院随访或看诊时，让医生更加了解该病人癫痫的病理生理机制，从而采用更加有效的治疗策略来帮助病人控制癫痫发作。

2. 癫痫病人日常生活的注意事项

1）布局温馨的生活环境：①住宅光线应当柔和，对于有强烈太阳光直射的房间应当使用颜色柔和的窗帘，如选用淡黄色、淡绿色的透光窗帘适当遮挡阳光。房间内所安装的照明灯应使用颜色柔和的暖光灯。②可适当摆放绿植、配备电视等物品，营造温馨、舒适的居住环境，帮助病人放松心情。③住宅的走廊过道应该干净无杂物，利器物品应归置在收纳盒中，书桌、沙发、操作台的边角最好是弧形的，或使用包边材料，以防止病人因突然癫痫发作而被利角所伤。④室内温度适宜，当外界气温过低时，应及时供暖以防止受凉而诱发癫痫。

2）协助病人养成良好的生活习惯：①作息规律，养成早睡早起的良好习惯，切勿过度疲劳、熬夜。②饮食宜清淡，尽量不要进食辣椒、葱、蒜等辛辣刺激的食物，少饮浓茶、咖啡等易兴奋的饮品，禁烟、禁酒。多食用新鲜应季的瓜果蔬菜，补充鸡蛋、牛奶、鱼肉、瘦肉、大豆等优质蛋白，忌暴饮暴食。

3）避免参与有潜在危险的活动。由于癫痫发作会使人暂时性的意识丧失，所以严禁病人参与游泳、开车、攀岩、高空作业等项目，以防事故发生。

3. 癫痫病人的服药方法及原则

1）按医嘱坚持长期、规律的服用药物，不可漏服或自行减药、停药。

使用药物过程中需严格遵医嘱服药并且观察药物的效果，如果有疑问可咨询医生。

2）定期带病人去医院检查抗癫痫药物的血药浓度，肝肾功能和血、尿常规。由于药物在体内的代谢需要通过肝脏和肾脏，长期服用药物需要检测其肝肾功能，有严重不良反应的需要在医生指导下停换药物。

3）一般的癫痫药物多为碱性，服药时机可安排在饭后，以减少胃肠道不良反应。

4）当病人癫痫发作频繁或控制效果不理想时应及时就医，遵医嘱对药物进行调整。

4. 癫痫发作时的护理

当病人癫痫发作时，我们要做到以下两点：观察和保护病人的安全。观察主要包括：观察周围环境是否安全、观察癫痫发作的主要表现、观察癫痫开始和结束的时间。保护病人安全主要包括：保护病人呼吸道通畅、防止病人在抽搐时发生自伤。

当发现病人癫痫发作时，具体处理流程如下（视频7-1）。

1）观察癫痫发作的起始时间、观察周围环境是否安全。挪开病人周边坚硬或尖锐的物品，以防止病人四肢在不自主的活动过程中碰撞到周围物品而受伤，尽量将病人放在较为空旷的地方。用柔软的物体垫在病人头部下方，防止癫痫发作时磕伤头部。

视频7-1

2）保证病人呼吸道的安全。检查病人所穿衣物，若领口过紧的，应先解开领口以便让病人呼吸顺畅。观察病人口、鼻腔内的情况，若病人口、鼻腔内有分泌物，需要及时清除分泌物。病人发作结束，脖颈部肌肉紧张缓解后，家属可将病人头偏向一侧，可有效防止病人由于误吸而导致的气道阻塞。

3）防止病人发生自伤。自伤主要是由于病人癫痫发作时肌肉不自主收缩所造成的损伤。脸部咀嚼肌的收缩易导致病人咬伤舌部边缘或口腔内壁，当照顾者见到病人嘴角流血，不应过分紧张、强行干预，可待病人癫痫停止后再做处理。

4）其他注意事项。照顾者不要在病人癫痫发作时强行拉拽病人的四肢。由于癫痫发作而导致的肌肉僵硬、四肢痉挛会在发作结束后自行缓解，强力拉扯收缩状态下的肌肉极易造成病人肌肉拉伤甚至导致病人骨折。

当出现癫痫持续状态时，应立即就医。癫痫持续状态具有较高的致死、致残风险，引起包括神经元损害甚至死亡、神经网络结构改变等较严重的后果。当病人癫痫发作持续 30 min 以上，或频繁发作且间歇期意识未能恢复，即可判定病人处于癫痫持续状态，应紧急送医。

（二）昏迷病人与癫痫

1. 延续医疗、护理的重要性

出院不代表病人治疗和护理的终结，定期随诊有助于病人在出院后依然能接受到协调、连续的治疗和护理，保证病人安全和维持照料质量。昏迷病人的家庭照顾中还要把握以下几点。

1）积极落实出院时医嘱，按原则给药。

2）做好病人的基础护理。做好病人头面部、口腔、会阴部卫生，定期翻身，维持病人皮肤清洁干燥和完好。

3）适当给予病人一定的感官刺激，如触觉（定期为病人按摩）、听觉刺激（用病人熟知的声音录制有关病人既往发生的重要生活事件或温馨话语进行循环播放），可以显著减轻病人意识障碍的程度。

4）病人体位的摆放应保持其功能位，比如给予一定的足部护具保护，防止病人足下垂；侧身时，使其腿部膝盖弯曲，防止关节僵硬；可在病人掌心放置柔软圆球形小玩具，使病人手指自然弯曲。在病人病情平稳，癫痫未发作的情况下，照顾者可帮助病人进行各关节被动运动。

5）病人癫痫发作时应科学处置，对癫痫发作的具体时间、发作延续时长、发作时具体状态要及时做好记录，方便后期复查时医生为病人调整药物类别、增减药物剂量、开具检查项目。

6）定期前往医院复查各项检查指标。昏迷病人由于意识障碍，身体知觉的各种异常不易被照顾者察觉；长期服用抗癫痫药物易产生药物浓度不足／过量、肝肾功能损伤等副作用，严重危害病人身体健康。定期检查病人血液药物浓度、肝肾功能和电解质至关重要。血液检查的重要指标见表 7–1。

7）保持与医生的联系。病人出现异常情况时，及时联系医生，遵医嘱进行处置。

表 7–1　血液检查的重要指标

血液标本指标	正常值范围	低于指标范围时的表现	超过指标范围时的表现
血清钾浓度	3.5 ~ 5.5mmol/L	肌无力、恶心、呕吐、腹胀、心脏节律异常、躁动、面部及手足抽动等	腹胀、腹泻、四肢瘫软、皮肤苍白湿冷或青紫、低血压、心动过缓或心律不齐
血清钠浓度	135 ~ 145mmol/L	尿量异常（轻度时增多、中重度时减少）、四肢发凉	尿量减少、口渴、烦躁、皮肤弹性差、眼窝凹陷
丙氨酸氨基转移酶（ALT）	7 ~ 40U/L	以 ALT 为主的指标升高（ALT > AST）常见于药物性肝损伤、急慢性病毒性肝炎、非酒精性脂肪性肝病	/
门冬氨酸氨基转移酶（AST）	13 ~ 35U/L	以 AST 为主的指标升高（AST > ALT）常见于酒精性肝病、肝硬化以及溶血或甲状腺疾病	/

血液标本指标	正常值范围	低于指标范围时的表现	超过指标范围时的表现
尿素	2.86 ~ 8.20mmol/L	慢性肾炎、慢性肾小球炎、肾衰竭	急性肾小球肾炎、慢性肾盂肾炎、中毒性肾炎、肾病晚期
血清肌酐	45 ~ 110mmol/L	肌肉萎缩症	急性肾炎、慢性肾炎、肾功能不全
丙戊酸钠血清浓度	0.05 ~ 0.1g/L	低于有效浓度，无法达到药效	高于有效浓度易引起药物中毒，如意识障碍加深、扑翼样震颤甚至死亡
卡马西平血清浓度	2 ~ 8μg/ml	低于有效浓度，无法达到药效	高于有效浓度易引起视物模糊、皮疹、荨麻疹、心律失常、血小板减少

2. 昏迷病人生命体征监测和病情观察

照顾者在护理昏迷病人前应学习基本的护理基础知识，熟练掌握生命体征的测量方法和结果判断，主要项目包括测量体温、脉搏、呼吸、血压，并做好记录。通过长期的测量，了解病人生命体征的具体数值和变化幅度。除此之外，还需要敏锐的观察力，对病人的面色、口唇颜色、饮食入量和排泄量等各项变化都能敏锐感知。以下是昏迷病人的常见症状。

1）当病人大汗淋漓时，有一侧面部无汗。这属于颈交感神经麻痹的一种表现，除此之外还可能会有患侧眼球轻度内陷、瞳孔缩小、上眼睑下垂、眼裂变窄等症状。

2）中枢性发热，给予解痉镇热药物效果不佳。常见于弥漫性轴索损伤或脑出血破入脑室的病人，可使用冰袋降温或酒精擦浴等物理降温方法，并及时咨询医生做进一步治疗。

3）当病人出现以下几种情况之一时：眼睑、口角、手指或足趾出现抽搐；面色潮红或面色苍白、多汗；反复咀嚼、舔唇、流涎或反复搓手；全身骨骼肌持续收缩，眼球上翻或凝视等症状出现，可初步判定为癫痫发作，应给予癫痫发作常规护理。结束后及时做好记录。

4）肌张力高。肌张力高是脑创伤后意识障碍病人康复期最常见的并发症。发作时，照顾者勿强行拉伸、按压患肢，以防止病人肌肉拉伤。有此并发症的病人耗能较高，容易消瘦，应加强营养。

3.昏迷病人癫痫发作时举例

1）处置不当案例：病人癫痫发作时，合理处置十分重要，照顾者过度干涉往往易给病人造成不必要的损伤。

典型病例：张某，男性，在一次癫痫大发作时因抽搐情况较为严重，呈不自主的反复坐起动作，活动幅度较大，照顾者为防止病人坠床，强行按压病人右侧肩部直至病人癫痫发作结束。半日后，照顾者在为病人擦浴时发现病人右侧肩部出现大片淤青，经 X 线检查，病人右侧肱骨头骨折。

反思：病人癫痫发作时，照顾者不应过多干涉，当病人动作幅度较大时，应尽最大可能防止病人坠床，使用床栏，必要时用软枕或被褥将病人与床栏隔开，防止病人四肢因不自主抽搐而与床栏磕碰导致自伤。

2）病情变化的判断：及时发现病人病情变化并立即送往医院救治可以较大程度地延长病人寿命，但如何发现病人病情变化是照顾者需要着重学习的难点。这要求照顾者坚持不懈地对病人每日进行生命体征测量并对病人各项生命体征的阈值十分了解。对基本的医学常识有一定的了解，在发现病人生命体征发生变化时，能根据所掌握的基础知识排除简单的干扰因素。

值得注意的是，当病人同时出现脉搏、呼吸比既往缓慢，所测得

的血压值较以往升高这一典型的"两慢一高"症状时，应该引起高度
警惕，病人是否存在脑出血可能，及时联系医生做进一步检查和判断，
必要时紧急送医院进行治疗。

（李亚兰）

第八章

昏迷病人给药注意事项

　　临床上常通过鼻饲法给予昏迷病人药物及肠内营养制剂，来保证病人的营养和治疗的需要。然而，在给药过程中有很多需要注意的地方，比如部分药物是不能研碎的，药物和药物、药物和肠内营养制剂之间还存在可能不相容的问题。如果将所有药物统统研碎后加入肠内营养给病人鼻饲，不但达不到应有的疗效，甚至会造成一些严重的药物不良反应。

　　通过鼻饲管给药如选择不适当的剂型或错误的给药方式，容易出现堵管、药效降低、胃肠道刺激、不良反应增加等不良事件，导致治疗效果不佳、病人生活质量降低，医疗资源的浪费。鼻饲管的堵管率从 2% 到 9% 不等，其与通过这些管道给予的固体药物的数量、冲管不充分、给药错误等因素有关。

　　鼻饲给药的用药错误主要包括剂型选择错误、给药方法不适合、药物相互作用，以及药物与肠内营养配方不相容等。避免粉碎后鼻饲的剂型包括肠溶剂型、缓控释剂型，以及致癌、致畸药物。粉碎这些剂型的药物可导致药效降低、胃黏膜刺激以及对医务人员的危害。在鼻饲给药的药物中，质子泵抑制剂（如兰索拉唑、泮托拉唑等）的错误给药发生率最高。本类药物对胃酸敏感，一般被制为肠溶或缓释制剂，如粉碎后通过鼻胃管给药有被降解的可能，导致疗效下降。

一、药物的剂型选择

（一）适合鼻饲的剂型选择及影响因素

目前，鼻饲管给药的研究较少，仅利伐沙班片、埃索美拉唑镁肠溶片、左甲状腺素钠片等少数药物的说明书有涉及饲管给药的说明。如有可能，应优先选择容易吸收且不易堵管的液体剂型，但应注意山梨醇等辅料的含量过高可导致腹泻。液体溶液主要包括口服液、糖浆剂、混悬剂、合剂等剂型。糖浆剂、混悬剂等黏稠液体类药物需先摇匀，且给药前应使用等量水稀释，以防止药物剂量不准确或堵管。然而，目前许多药物无液体制剂，可使用其他粉碎或溶解后对吸收过程影响小的剂型，如分散片、散剂、颗粒剂等。另外，普通片剂可以被碾碎成细粉末，在水中混合成浆状，然后通过大口径的鼻饲管给药。大多数普通胶囊制剂的内容物也可以用类似方式给药，但这样可能会影响药代动力学。常用口服药物鼻饲给药影响见表 8-1。

表 8-1　常用口服药物鼻饲给药影响因素

药物名称	鼻饲给药影响因素
苯妥英钠片	食物使其吸收率降低 50% ~ 70%
呋塞米片	食物降低其生物利用率约 30%
钙盐	需要充分冲管，保持钙盐不与管道持续接触
尼莫地平片	尽量在避光的条件下研磨，并立即给药，避免药物性质改变
卡托普利	食物使其吸收率降低 30% ~ 40%
华法林	肠内营养与华法林可以产生物理化学相互作用
环丙沙星 左氧氟沙星片	同时给予肠内营养可能会减少其吸收。建议在给药前 1h 和给药后 2h 停止给予肠内营养，特别是乳制品
骨化三醇软胶囊	软胶囊的内容物需用注射器吸出，防止药物损失
左甲状腺素钠片	避光。肠内营养可减少其吸收，特别是当其富含纤维时，建议在给药前 1h 和给药后 2h 停止给予肠内营养

药物名称	鼻饲给药影响因素
氢氯噻嗪片	食物会增加本药的吸收率
硫糖铝分散片	硫糖铝与肠内营养会形成一种不溶性的蛋白质－铝复合物，导致结块而阻塞饲管。给药前至少 1h、给药后 1h 内避免给予肠内营养
卡马西平片	碾碎的药片粉末会吸附在管道上，导致给药剂量不足
甲硝唑片	食物会降低本药的生物利用度
左旋多巴片	与食物中蛋白质存在相互作用，应在给予肠内营养前 1h 给药，或给药后 2h 再给予肠内营养
利福平	避免吸入粉碎的药片，需要小心接触，以防过敏。应用药物前 2h 应停止肠内营养，给药后 30min 内不应给予肠内营养
替莫唑胺	给予高脂肪食物后鼻饲本品，血药浓度明显降低，达峰时间延长

（二）不适合鼻饲的剂型选择

普通的糖衣片或薄膜片剂一般可以被粉碎后鼻饲。但控释片、缓释剂型、肠溶剂型不能被磨碎，这样会破坏它们的特性，并可能导致毒性或治疗失败。其他不建议碾碎的剂型包括舌下片、泡腾片、软胶囊，以及对光、湿敏感的药物或可能致癌的药物。具体不适合鼻饲给药的类型如下。

1. 肠溶片及肠溶胶囊

肠溶片的涂层以及肠溶胶囊的外壳可以抵抗胃酸，保护药物到达肠道后再溶解，在保证疗效的同时还可以减少胃肠道不良反应。如果鼻饲管的远端在胃内，不应粉碎这些剂型鼻饲。因为这会破坏外包膜的完整性，药物被胃酸破坏或刺激胃黏膜，导致疗效不佳或出现不良反应。如质子泵抑制剂（泮托拉唑、雷贝拉唑、兰索拉唑等）可以被胃酸降解，粉碎其肠溶片并通过鼻饲管给药可导致疗效下降。阿司匹林肠溶片粉碎后经鼻胃管给药，会破坏肠溶结构而刺激胃黏膜，导致恶心、呕吐、胃溃疡、胃出血等不良反应。

如病情需要使用的肠溶制剂药物无替代制剂，可磨碎后通过鼻肠管给药。这种方式给药虽不用考虑胃酸对药效的影响，但肠溶片剂不易被压碎，当向混合物中加水时，破碎的小块会黏合在一起，从而增加了饲管阻塞的可能性。

某些肠溶胶囊类药物采用了肠溶微丸的工艺，其内容物为肠溶小颗粒，可溶解后进行鼻饲，如胰酶肠溶胶囊（得每通）说明书指出，若整粒吞服有困难，可打开胶囊将胰酶微粒与流质（如果汁）混合后立即经饲管给药。另外，埃索美拉唑镁肠溶片（耐信）说明书也指出，对吞咽困难的病人，可将片剂溶于 25～50ml 不含碳酸盐的水中（不应使用其他液体，可能导致肠溶包衣溶解），搅拌至片剂完全崩解，在 30min 内经胃管给药。

2. 缓释及控释剂型

缓释或控释剂型可延长药物的释放时间，稳定有效的血药浓度，可以起到提高疗效、减少用药次数等作用。如碾碎这类药物经鼻饲管给药，会破坏它们的持续释放的特性，导致药物在短时间内大量释出，血药浓度快速升高，导致药物作用时间缩短、毒性或不良反应的风险增加。如氯化钾缓释片粉碎后给药可出现血钾浓度过高，导致乏力、心动过缓等情况；硝苯地平缓释及控释片粉碎后给药，可以导致血药浓度快速升高，出现低血压、心动过速、头痛等不良反应。丙戊酸钠缓释片粉碎后鼻饲可增加对胃黏膜的刺激性，引起恶心和呕吐。而且缓释片的剂量比普通制剂高，粉碎后可导致高剂量的丙戊酸突然释放，从而产生过高的血清浓度，有导致头晕、嗜睡、共济失调等中毒风险。因此，鼻饲这些药物应首选可替代的剂型，如枸橼酸钾口服溶液、布洛芬混悬液、丙戊酸钠口服溶液等液体剂型。对于一些无替代剂型的药物，可以选择同类药物中半衰期长的制剂，如将硝苯地平缓控释片改为长效的氨氯地平片，该药可每天给药一次，且片剂水溶性好，可溶解于水中并鼻饲。

另外，缓控释片的骨架或膜结构较难粉碎，在水中稀释时易聚集并引起堵塞。据文献报道，鼻饲缓控释片剂可导致堵管率上升10%。因此，这类药物一般不建议粉碎后鼻饲。随着制剂技术的进步，美托洛尔缓释片、丙戊酸钠缓释片以及卡左双多巴控释片等药物采用多单位微囊系统，每个微囊均可恒速释放，沿中线掰开服用不会影响其药代动力学特性，但磨碎后鼻胃管给药会破坏其微囊体系，使药物迅速释放，可能导致出现不良反应。

缓释制剂究竟能不能鼻饲，还需看其制作工艺。部分缓释胶囊是将药物制成不同释放速度的骨架颗粒或包衣小丸后装入胶囊内，可将胶囊内的颗粒分散于水中经大孔径的饲管给药，但切勿粉碎后给药，如文拉法辛缓释胶囊（怡诺思）等。常用的不适合粉碎后鼻饲的缓控释剂型、肠溶剂型见表8-2。

表8-2 常用的不宜粉碎后鼻饲的缓控释剂型、肠溶剂型

药物剂型	药物名称	错误分析
缓控释剂型	丙戊酸钠缓释片 硫酸吗啡缓释片 琥珀酸美托洛尔缓释片 氯化钾缓释片 单硝酸异山梨酯缓释片 格列齐特缓释片 格列吡嗪控释片 硝苯地平控释片 多沙唑嗪控释片	剂型结构被破坏，使药物迅速大量释放，药效持续时间缩短，不良反应增加

药物剂型	药物名称	错误分析
肠溶制剂	阿司匹林肠溶片 雷贝拉唑肠溶胶囊 兰索拉唑肠溶片 枯草杆菌二联活菌肠溶胶囊 复方谷氨酰胺肠溶胶囊 红霉素肠溶胶囊	剂型结构被破坏，不良反应增加，使药物生物利用度降低或失效

3. 舌下片

舌下含化药物或口腔含化药物（如硝酸甘油片、复方丹参滴丸、速效救心丸）一般为脂溶性，舌下给药后吸收迅速，发挥疗效快。如鼻饲给药，会使吸收减慢、药物被肝脏灭活，可导致血药浓度降低，疗效不佳，不能起到急救作用。

4. 泡腾片

乙酰半胱氨酸泡腾片、维生素 C 泡腾片等药物不能直接粉碎后管饲，因其可使口腔及气道内产生大量二氧化碳，导致病人出现呛咳等不适，严重情况下，病人因为缺氧窒息而死亡。泡腾片若鼻饲，应放入温开水（ ≤ 40℃ ）中崩解融化为均匀的液体后给药。

5. 双层糖衣片剂

多酶片是含有胰酶、胃蛋白酶的双层糖衣片，服用后有帮助消化的作用。多酶片中的胰酶需在肠道的碱性环境中发挥作用，应避免受到胃酸的破坏。如将多酶片粉碎后鼻饲，可导致药物被胃酸破坏，且胰酶会刺激口腔黏膜，导致口腔溃疡等不良反应。

二、药物作用部位不适合

鼻饲给药需考虑到管端位置和药物的主要吸收部位，为了使药物能够被吸收并发挥疗效，必须将药物运输到适合的胃肠道部位，避免绕过药物吸收部位。如铋剂以及硫糖醇在胃部起作用,不适合通过肠饲管给药。而具有首过消除的药物(如阿片类药物、三环类抗抑郁药物、β受体阻滞剂或硝酸盐类药物等),鼻空肠管给药可提高其生物利用度,增强药物效果。主要通过胃部吸收的药物,如通过鼻空肠管给药,可能会降低疗效。例如,地高辛主要在胃吸收,如通过鼻空肠管给予地高辛会显著降低其吸收率。

三、鼻饲方法不当

(一)所有药物共同粉碎后鼻饲

一种药物可以改变其他药物的溶解度,导致药物的沉淀和疗效下降,美国肠外肠内营养学会(ASPEN)指出,由于存在物理和化学不相容,导致堵管或药效学变化的可能,药物不应混合在一起通过鼻饲管给药,而应每种药物分开操作。

(二)药物稀释不足

液体药物分为溶液剂、溶胶剂、混悬剂等剂型,管饲不会破坏其剂型结构,不影响药代动力学及药物效果。然而,胃肠渗透压为 250 ~ 1 000 kPa,在给予液体药物时应注意其渗透压是否偏高,如药物的渗透压过高(> 2 500 kPa),且鼻饲给药时稀释不足,可能引起腹泻、绞痛、腹胀、恶心、呕吐等不适。常见的渗透压较高的药物有乳果糖口服液、颠茄合剂、硫酸亚铁口服液、西咪替丁口服液、磷酸钠盐口服液等。高渗药物溶液应在给药前调整其渗透压,可以使用 10 ~ 30ml 无菌水稀释药物,减少上述不良反应。所得混合物药液的渗透压可用公式计算:稀释后混合物的渗透压 =(药物的渗透压 × 药物的体积)/ 混合物的总体积。

另外,混悬液剂型的辅料中一般含有助悬剂,使得本类药物黏滞性较高,易黏附于管壁,容易导致管路堵塞,使用前需稀释并摇匀再经饲管给药。

（三）给药前后冲管不充分

研究认为，如果要鼻饲的药物不止一种，应使用至少 10ml 的水冲洗每一种药物，以确保药物从管道中清除。最后一次给药后需使用至少30ml 的无菌水冲洗管道。如需给予肠内营养，则给药前后必须使用至少30ml 的无菌水冲管，如果冲洗不足，管道内存在残留的药物，可以导致药物与肠内营养相互作用，改变药物疗效，甚至出现管路堵塞。

四、药物相互作用

（一）药物之间相互作用

当多种药物同时鼻饲时，可以出现药物相互作用，导致药效降低、堵管风险及不良反应增加，因此推荐不同种类的药物应分开给药。如埃索美拉唑可以通过竞争性抑制肝药酶 CYP2C19 而降低氯吡格雷活性代谢产物的抗血小板的活性，如同时鼻饲可以导致氯吡格雷抗血小板作用明显下降。蒙脱石散具有物理吸附作用，可以导致其他药物药效降低，鼻饲时应将本药与其他药物分开溶解、分时给药。益生菌类药物，如双歧杆菌四联活菌、枯草杆菌二联活菌等可以被抗菌药物灭活，鼻饲时应至少间隔 1h 以上。常见药物相互作用及配伍禁忌见表 8-3。

表 8-3　药物相互作用及配伍禁忌

药物名称	不宜联合药物	配伍禁忌及药物相互作用
双歧杆菌四联活菌	泮托拉唑	使疗效降低
	奥美拉唑	使疗效降低
	左氧氟沙星	本药不应与抗菌药物同时使用，应间隔 1h 以上
	蒙脱石散	可吸附活菌，从而减弱或降低疗效
氯化钾	螺内酯	增加高钾血症风险
	卡托普利	增加高钾血症风险

药物名称	不宜联合药物	配伍禁忌及药物相互作用
阿司匹林	华法林	增加出血风险
	苯溴马隆	降低促尿酸排泄作用
	地高辛	因减少肾清除而增加地高辛血浆浓度
	丙戊酸钠	与血浆蛋白竞争结合而增加丙戊酸的毒性
	钙盐	配伍禁忌
地高辛	螺内酯	延长地高辛半衰期
	呋塞米	导致低血钾
	奎尼丁	使地高辛血浆浓度升高约 1 倍
	维拉帕米	升高地高辛血浆浓度
	地尔硫卓	升高地高辛血浆浓度
	胺碘酮	升高地高辛血浆浓度
	美托洛尔	可出现房室传导阻滞、严重心动过缓
氟康唑	奎尼丁	配伍禁忌，可严重延长 QT 间期
	西沙比利	配伍禁忌，可严重延长 QT 间期
	红霉素	配伍禁忌，增加心脏毒性
	华法林	导致凝血酶原时间延长，出血风险增加
	卡马西平	使卡马西平浓度增加约 30%
泼尼松	布洛芬	导致胃溃疡、胃出血风险增加
	对乙酰氨基酚	增加肝毒性
	氢氯噻嗪	可导致严重低钾血症
华法林	苯妥英钠	导致华法林抗凝作用下降
	卡马西平	导致华法林抗凝作用下降
	甲硝唑	增加华法林的抗凝作用
	氯吡格雷	导致出血风险增大
	阿司匹林	导致出血风险增大
	维生素 K	拮抗华法林抗凝作用

药物名称	不宜联合药物	配伍禁忌及药物相互作用
多潘立酮	奥美拉唑	降低多潘立酮生物利用度，不宜同时服用
	氟康唑	增加多潘立酮的作用
	克拉霉素	增加延长 QT 间期风险
莫西沙星	奥美拉唑	明显影响莫西沙星的吸收，应在给药前 4h 或给药后 8h 给予莫西沙星
	硫糖铝	明显影响莫西沙星的吸收，应在给药前 4h 前或给药后 8h 给予莫西沙星
	华法林	增强华法林的抗凝作用
	索他洛尔	增加延长 QT 间期风险
卡马西平	左乙拉西坦	增加卡马西平毒性
	异烟肼	增加肝毒性
	甲氧氯普胺	增加神经系统不良反应
	对乙酰氨基酚	增加肝毒性
	苯妥英钠	降低卡马西平浓度
	茶碱	降低卡马西平浓度
丙戊酸钠	卡马西平	降低丙戊酸钠血药浓度
	拉莫三嗪	使拉莫三嗪血药浓度升高，产生严重皮肤反应的风险增加
	苯巴比妥	使丙戊酸钠浓度降低
	托吡酯	存在高氨血症或脑病的风险

（二）药物与肠内营养相互作用

肠内营养为复方制剂，本身性质不稳定，是通过增加黏度、颗粒间电荷等方法保持混悬颗粒的相对稳定。如与其他药物混合，可以导致混悬颗粒或药物的沉降。在鼻饲给药的情况下，药物不能与肠内营养混合给予，这既是为了减少微生物污染的风险，也是为了避免药物 – 肠内营养不相容而导致堵管。已知与食物有相互作用的药物同样可以与肠内营养有相互作用，如苯妥英钠、卡马西平、地高辛、华法林、左氧氟沙星、青霉素、四环素、利福平等。因此，不应在肠内营养停留在管道或者胃内时通过喂养管给予这类药物。具体来说，螺内酯、卡托普利、氢氯噻嗪、奥美拉唑等药物与肠内营养液同时使用，会影响营养液中维生素和矿物质的吸收；鼻饲管给予尼莫地平、苯妥英钠、卡马西平、华法林、左氧氟沙星等药物，如同时给予肠内营养，可影响这些药物的吸收及生物利用度。因此，建议这些药物给药前 1h 和给药后 2h 内暂停经鼻饲管给予肠内营养。部分药物因肠内营养中某些成分导致疗效受到影响，如华法林可因肠内营养液中的维生素 K 导致其抗凝作用降低，当维生素 K 含量达 140 ~ 500μg/d 时，可以直接阻断华法林的作用。在使用华法林时，应注意肠内营养中维生素 K 的含量，根据复查 INR 值调整华法林剂量。当病人从肠内营养改为口服或肠外营养时，可能需要减少华法林剂量。而部分药物（如泊沙康唑混悬液）与食物同用可以促进其吸收，提高生物利用度，这类药物可以与肠内营养液混合，同时经饲管给药。而对于需要空腹给药的药物，如果置管末端在胃内，则在给药前和给药后至少停止肠内营养 30min。

五、特殊药物

（一）激素制剂、细胞毒性药物

由于药物的粉末可能对家人、陪护及医院工作人员有害，应避免粉碎具有致畸、致癌或细胞毒性的药物，如抗肿瘤药、激素等药物。另外，还需避免压碎容易引起过敏反应的药物，如复方磺胺甲噁唑、别嘌醇片、氨苄西林等。

（二）软胶囊

软胶囊是一种将药液密封于软囊材中制成的一种胶囊剂型，药液多为油性药物，如阿法骨化醇软胶囊、熊去氧胆酸软胶囊、环孢素软胶囊、硝苯地平软胶囊、维生素 E 软胶囊等。一般来说，软胶囊需整粒吞服，如将软胶囊刺破后挤压出内容物给药，会导致药物剂量损失。鼻饲病人使用软明胶胶囊，可将其中的液体内容物使用注射器从胶囊中吸出给药，但因为脂溶性药液容易附壁，且难以溶于水中，不易冲管，难以确保给药剂量，应更换为水溶性更好的剂型。

（三）质子泵抑制剂

质子泵抑制剂（如奥美拉唑、泮托拉唑、雷贝拉唑、兰索拉唑等）可以被胃酸灭活，大部分被制成肠溶结构，可以使药物在肠道的碱性环境下被吸收而起到疗效。如果将质子泵抑制剂肠溶制剂或缓释制剂粉碎，可导致药物被胃酸降解，疗效下降，因此一般不推荐粉碎后通过鼻胃管给药。据文献报道，鼻胃管给药的病人，为防止胃酸对药物的影响，可以将兰索拉唑、奥美拉唑、埃索美拉唑普通制剂溶解于 8.4%碳酸氢钠溶液中给药。

部分药物目前被设计为含有肠溶药物颗粒的缓释胶囊，如将胶囊内容物直接通过鼻饲管给药，其肠溶颗粒可能导致堵管。这种颗粒应使用适当的稀释剂混合（如苹果汁或橙汁），以确保最大剂量的药物到达十二指肠。如为鼻肠管的病人，可以给予质子泵抑制剂的口服混悬液。部分厂家的质子泵抑制剂肠溶制剂（如埃索美拉唑镁肠溶片、奥美拉唑肠溶片）使用微型肠溶衣颗粒压片制成，在不碾碎破坏颗粒包衣的情况下，可将片剂溶于不含碳酸盐的无菌水后鼻饲管给药，可保留其肠溶的效果。

（四）注射液剂型鼻饲给药

药物的注射剂型经消化道给药可能被胃酸破坏，导致生物利用度下降。且注射剂型的价格较口服药物高，其渗透压、pH 值不一，可能引起胃肠道不适，一般不用于管饲。例如，氯化钾注射液的浓度偏高，如不稀释直接鼻饲会对病人胃部产生较强刺激，甚至导致消化道溃疡、出血的风险，若无枸橼酸钾口服液等剂型选择，需将氯化钾注射液稀释后再鼻饲给药。

六、给药注意事项

（一）鼻饲时缓释剂型与普通制剂的转换

从缓释剂型转换为普通制剂时，一般需要调整药物剂量或给药频率。例如，丙戊酸钠缓释片每天服用 1 ~ 2 次，如更换为即时释放的丙戊酸钠片，需每日服用 2 ~ 3 次。地尔硫卓缓释片每日给药一次，而速释地尔硫卓片需每日给药 3 ~ 4 次。

（二）药物辅料对鼻饲病人的影响

药物液体剂型的辅料在鼻饲给药时可能引起一些不良反应。高达 50% 的病人会出现与辅料相关的腹泻。许多甜味剂，包括甘露醇、乳糖、糖精和蔗糖，都可能导致或加重腹泻，其中最有可能导致胃肠道不适的辅料是山梨醇。当山梨醇摄入超过 10g/d 容易引起腹胀，超过 20g/d 可以出现胃肠痉挛和腹泻等不适。山梨醇或高渗药物引起腹泻一般不需停止管饲，但是需要换药或者改变给药方式。

（三）益生菌制剂的给药

双歧杆菌四联活菌胶囊、枯草杆菌二联活菌肠溶胶囊等药物均含有活菌，在鼻饲时应使用冷水或温水溶解药物，如使用热水溶解会导致益生菌数量减少而影响疗效。另外，研磨本类药物可以因为产热而影响其活性，建议溶解后经鼻饲管给药。

七、总结

昏迷病人鼻饲给药应首选液体剂型，但需要关注渗透压大小、山梨醇含量等因素，防止出现腹痛、腹泻、恶心、呕吐等胃肠道不良反应。而缓控释制剂、肠溶制剂、舌下片剂等剂型通常不推荐粉碎后鼻饲，应更换为口服液、混悬液、颗粒剂、散剂等制剂给药。鼻饲给予软胶囊常定量不准确，应使用注射器抽取后给药；高渗药液应稀释后给药。另外，还需关注药物与药物、药物与肠内营养之间的相互作用。

（周帆）

第九章

昏迷病人促醒药物治疗

昏迷病人促醒治疗尚缺乏确切有效的治疗药物。尽管缺乏系统性研究及充分的循证医学证据，但由于大量的昏迷病人巨大的治疗需求，临床对昏迷病人促醒的药物治疗研究仍在继续进行。有报道显示部分药物可暂时或长期地改善昏迷病人的意识状态。目前临床常用的治疗药物如下。

一、西药治疗

（一）神经营养药物

神经保护的目的是干预大脑损伤部位周围组织或缺血区域发生的"瀑布式"级联损害反应，它强调的是"早期"与"保护"，故应在 3 ~ 6h 的神经保护时间窗内使用，防止神经细胞发展为不可逆性损害。

理论上，神经保护药物可改善缺血性脑卒中病人预后，动物研究及部分小样本的临床研究也显示神经保护药物可改善神经功能缺损程度。但临床上研究结论尚不一致，疗效还有待进一步证实。神经保护剂的疗效与安全性尚需开展更多高质量临床试验进一步证实。部分有随机对照试验的药物在临床实践中可根据具体情况个体化使用。目前临床常用的神经营养药物如下。

1. 神经生长因子

本类药物可以通过维持脑损伤、脑缺血后神经元存活，促进神经轴突再生，促进髓鞘生成，使神经轴突定位于合适的靶细胞、靶器官，形成功能性连接，阻断神经元凋亡通路，抑制神经元的凋亡，促进对中枢神经系统损伤神经的再生修复。还可以促进损伤部位血管形成，改善血供。神经生长因子与其他大分子蛋白一样，可以通过受体介导的内吞作用透过血脑屏障。在脑创伤、缺血、缺氧状态时，血脑屏障开放时间可长达 3 ~ 4 周，因此神经生长因子可以通过血脑屏障发挥保护神经元的作用。目前应用的本类药物有注射用鼠神经生长因子。

2. 神经节苷脂类

包括神经节苷脂、胞磷胆碱等药物。本类药物具有保护细胞生物膜，阻断"损伤循环"的作用，促进创伤等引起的中枢神经系统损伤的功能修复，作用机制是促进"神经重构"，包括神经细胞的生存、轴突再生和突触生长。

3. 肽类制剂

包括脑活素、脑苷肌肽（含多肽类及神经节苷脂等成分）等药物。本类药物是一种大脑所特有的肽能神经营养药物，可透过血脑屏障，促进脑内蛋白质的合成，影响呼吸链，具有抗缺氧的保护能力，改善脑内能量代谢，调节和改善神经元的代谢，促进突触的形成，诱导神经元的分化，并进一步保护神经细胞免受各种缺血和神经毒素的损害。

4. 受体激动剂及抑制性递质

普瑞巴林是 γ - 氨基丁酸受体激动剂，通过激活 γ - 氨基丁酸受体抑制谷氨酸的兴奋毒性作用。本药在临床上主要应用于带状疱疹及糖尿病周围神经病变导致的神经性疼痛，但近来有研究显示，因 γ - 氨基丁酸为抑制性神经递质，所以脑损伤后早期应用可以拮抗谷氨酸引起的兴奋性神经毒性损害，保护神经元。

（二）改善循环药物

1. 尼莫地平

尼莫地平的主要作用是阻断细胞内钙超载，解除血管痉挛，对神经元起到保护作用，改善脑供血，增加脑的缺血耐受力。对脑损伤合并蛛网膜下腔出血者，可早期和足量应用本药。应用本药后应注意监测血压、心率，避免出现血压下降、心动过速或过缓等情况。

2. 丁苯酞

丁苯酞对急性缺血性脑卒中病人中枢神经功能的损伤有改善作用，可促进病人神经功能缺损的改善。通过降低花生四烯酸含量，提高脑血管内皮 NO 和 PGI2 的水平，抑制谷氨酸释放，降低细胞内钙浓度，抑制自由基和提高抗氧化酶活性，阻断缺血性脑卒中所致脑损伤的多个病理环节，具有较强的抗脑缺血作用。动物实验显示可明显缩小大鼠局部脑缺血的梗死面积，减轻脑水肿，改善脑能量代谢和缺血脑区的微循环和血流量，抑制神经细胞凋亡，并具有抗脑血栓形成和抗血小板聚集的作用。本药应在发病后 48h 内开始给药，超过 48h 后开始给药的疗效、安全性尚无研究数据。疗程一般为 14d。

3. 长春西丁

长春西丁为脑血管扩张药，用于改善脑梗死后遗症、脑出血后遗症等诱发的各种症状。本药能通过抑制磷酸二酯酶活性，增加血管平滑肌松弛的信使 C–GMP 的作用，选择性地增加脑血流量。此外，本药还能抑制血小板凝集，降低人体血液黏度，增强红细胞变形力，改善血液流动性和微循环，促进脑组织摄取葡萄糖，增加脑耗氧量，改善脑代谢。本药不能与肝素合并使用。脑出血急性期、脑出血未完全止血、严重缺血性心脏病、严重心律失常者禁用。

4. 曲可芦丁

本药能抑制血小板的凝集，有防止血栓形成的作用。同时能对抗

5- 羟色胺、缓激肽引起的血管损伤，增加毛细血管抵抗力，降低毛细血管通透性，可防止血管通透性升高引起的水肿。对急性缺血性脑损伤有显著的保护作用。本药禁用于严重肾功能不全、癫痫持续状态或癫痫大发作病人。

（三）抗自由基药物

依达拉奉是一种脑保护剂，可清除自由基，通过抑制脂质过氧化，从而抑制脑细胞、血管内皮细胞和神经细胞的氧化损伤。N- 乙酰门冬氨酸是特异性的存活神经细胞的标志，脑梗死发病初期，其含量急剧减少，依达拉奉可以使发病后急剧减少的 N- 乙酰门冬氨酸含量升高，增加梗死周围局部脑血流量。研究提示，依达拉奉能辅助延缓脑水肿和脑梗死的进展，缓解其伴随的神经症状，抑制迟发性神经元死亡，改善脑梗死病人的功能结局，适用于改善急性缺血性脑卒中所致的神经症状、日常生活活动能力障碍和功能障碍。应用本药应尽可能在缺血性脑卒中发病后 24h 内开始给予，14d 为一个疗程。因其有导致肾功能衰竭加重的可能，禁用于重度肾功能衰竭的病人。

（四）细胞膜稳定剂

胞磷胆碱是一种细胞膜稳定剂，主要作为辅酶参与卵磷脂的生物合成，增强脑干上行网状结构激动系统和椎体系统的功能，减轻运动麻痹，并可改善大脑循环，增加脑部血流和氧的消耗，对改善脑组织代谢、促进大脑功能恢复、促进苏醒有一定作用，可用于头部外伤、脑手术后、脑卒中昏迷和意识障碍病人的辅助治疗。本药用于脑梗死急性期意识障碍病人时，最好在卒中发作后的 2 周内开始用药。

（五）改善神经细胞代谢药物

临床常用的药物为醋谷胺。本药通过血脑屏障后分解为谷氨酸和 γ- 氨基丁酸，谷氨酸参与中枢神经系统的信息传递，γ- 氨基丁酸能拮抗谷氨酸兴奋性毒理作用，可改善神经细胞代谢，维持神经应激能力及降低血氨的作用，改善脑功能。本药主要用于脑外伤性昏迷、神经外科手术引起的昏迷、肝昏迷等。使用中有引起血压下降的可能，用药过程中需要密切监护血压变化。

（六）逆转毒性药物

使用纳洛酮及氟马西尼进行促醒治疗，仅用于已知或高度怀疑药物过量导致意识障碍的病人。

1. 阿片受体拮抗药

纳洛酮可以竞争性结合阿片受体，完全或部分纠正阿片类物质的中枢抑制效应，起到促醒及解除呼吸抑制的作用。主要用于阿片类药物过量（如吗啡、哌替啶、可待因等）或酒精中毒导致的呼吸抑制及昏迷。

2. 苯二氮䓬受体拮抗药

氟马西尼是特异的苯二氮䓬类受体拮抗剂，通过竞争性抑制苯二氮䓬类与其受体反应，从而特异性阻断其中枢神经作用。主要用于逆转苯二氮卓类药物（地西泮、咪达唑仑、艾司唑仑等）所致的中枢镇静作用。

二、中成药治疗

中医认为气血亏虚，阳气衰微、蒙蔽清窍是昏迷的原因，治疗原则为开窍醒脑。颅脑外伤归于瘀血在脑，脉络阻塞，而出现眩晕、偏瘫、长期昏迷等临床症状，治疗上应以醒脑开窍结合祛瘀为主。中医中药通过辨证施治，给予醒脑开窍的单药或组方，虽在国内临床上经常使用，但机制及疗效仍缺乏充分证据。目前临床常用的促醒中成药物有安宫牛黄丸、醒脑静注射液等药物。

（一）安宫牛黄丸

安宫牛黄丸的主要成分为牛黄、郁金、犀角、麝香、黄连、黄芩、生栀子、朱砂、珍珠、冰片、明雄黄十一味药，具有清热解毒、镇惊开窍的功效。临床观察表明，安宫牛黄丸协同其他药物治疗卒中、脑炎等疾病导致的高热昏迷有一定的疗效。现代动物药理实验表明，其对急性脑出血、脑缺血、脑外伤等疾病有较好的治疗效果。

（二）醒脑静注射液

醒脑静注射液源于清代著名医学家吴鞠通《温病条辨》，由急救方剂安宫牛黄丸拆方而来，并经现代制药技术制作而成的水溶性静脉注射液。药物成分有麝香、郁金、栀子、冰片等，有开窍醒神、镇静止痉、清热解毒等功效，可以辅助用于脑栓塞、脑出血急性期、颅脑外伤，急性酒精中毒导致昏迷等情况的治疗。

三、总结

上述昏迷病人促醒治疗药物虽有临床报道是安全、可耐受的，对临床预后有改善作用，然而神经生长因子、多肽类等神经营养药物，以及中成药制剂都没有进行严格随机双盲多中心前瞻性对照研究，疗效尚无法完全明确，使用存在一定的争议。鉴于上述大部分促醒药物正式应用于临床的时间不够长以及神经系统疾病本身的复杂性，还需要提供更多循证医学依据，进一步探求更安全、可靠和费用效益比最优化的给药方式。这些积极而科学的研究，将使促醒药物更好地应用于昏迷病人。

（周帆）

第十章

昏迷病人意识水平的评估及预后评估

一、概述

颅脑创伤、脑出血、脑梗死、心搏骤停等各种原因导致的缺血缺氧性脑损伤均可以导致病人昏迷。昏迷是意识水平下降到最严重的程度，是一种既无觉醒、也无意识内容的状态，病人闭眼，不能睁眼，无睡眠觉-醒周期。临床分为浅、中、深昏迷，分别代表意识的抑制水平达到了皮质、皮质下和脑干。

脑损伤急性期病人多处于昏迷状态，部分昏迷病人经过几天到几周的时间可能恢复意识，脑损伤严重的病人可能加重发展为脑死亡，仍有些病人陷入长期昏迷状态，身体并发症可能越来越多，生存质量低下，家属负担极重，对于这类病人，什么时候能有意识，是否还能苏醒，是我们迫切想要知道的。人们常认为一旦昏迷病人睁开眼睛，他们就"苏醒"了，然而这并不意味着他们一定是有认知的，他们可能对自身和周围事物仍然没有任何反应，这并不是我们想要的"苏醒"。

植物人为什么会睁眼但没有"醒过来"呢？要解决这个问题，首先就要了解什么是意识。意识（consciousness）包括意识水平和意识内容两方面，是大脑功能活动的综合表现，意识水平即觉醒，临床上常用格拉斯哥评分表评估意识水平障碍程度，重度意识障碍表现为昏迷。意识内容主要反映的是机体的思维、情感、记忆、定向力以及行为等多项神经、精神功能。

部分颅脑损伤长时间昏迷病人可能转归进入植物状态（vegetative state，俗称植物人）或拥有最小意识状态（minimally consciousness state，MCS）。

走到这一步，植物状态病人可以觉醒，存在睡眠周期，但对自身和周围环境不能知晓，不能和外界进行交流，也没有自己的内心想法，同时不存在意识，近来也被称为无觉醒反应综合征（unresponsive wakefulness syndrome，UWS）。在正常的生理状态下如全麻、睡眠时，随着我们逐渐清醒，我们的认知功能是越来越清晰的，觉醒与认知是相伴随的。但是在一些病理情况下如植物状态时，病人虽然觉醒了，但是认知功能没有恢复，表现为一种觉醒与认知相分离的状态。一部分病人会永远停留在这一状态中，我们称为"永久植物状态（permanent vegetative state）"。

还有一部分处于植物状态或昏迷状态的病人可能会通过进入最小意识状态而开始恢复，最小意识状态有别于植物状态和昏迷状态，主要表现为病人不仅存在睡眠觉醒周期，还存在最小、但是清晰的认知自我和周围环境的能力。最小意识状态可能是病人意识状态的最终结局，也可能是日后进一步苏醒的过渡阶段。

临床上我们常常会通过病人对外部指令的反应情况来判断一个人是否有意识，如"睁开你的眼睛"或"右手竖个大拇指"。但对昏迷、植物状态、最小意识状态和闭锁综合征的病人来说，我们要做到准确地区分意识状态就非常困难，临床上误诊率极高。当一个人处于最小意识状态时，比如家属在向病人诉说家长里短时，病人负责语言处理的神经网络会明显变得活跃，与真正的植物状态不同，他们可以听到甚至感受到，但没有办法表现出来，会让我们误以为他什么都不知道。植物状态和最小意识状态无论从发病机制、病理生理和治疗预后上都存在明显的区别。很多神经行为学和神经影像学的国内外研究均显示出最小意识状态和植物状态之间在临床表现和预后转归方面有明显差异，准确的判定有助于及时治疗。例如，处于最低意识状态的病人更容易感到疼痛或痛苦，并且镇痛治疗或其他旨在改善生活质量的干预措施对其更有效果。

严重脑损伤病人多陷入昏迷状态，部分病人长期昏迷无法恢复意识，如何才能准确判定病人意识状态及预后情况呢？以下是目前常用的评估病人意识状态及预后的方法。

（一）神经行为学评估

严重脑损伤昏迷病人病情危重，常常难以完成复杂、长时间的检查项目，目前临床工作中最常用也是最实用的方法是通过临床观察和昏迷量表进行评估。常见的评判体征包括双侧瞳孔的直接、间接对光反射，角膜反射，头眼反射，疼痛刺激后肢体运动反应，语言反应等。

最为经典的意识障碍量表是格拉斯哥昏迷量表（Glasgow coma scale，GCS），包括睁眼、语言、运动三个子项，评分从 3 分至 15 分，评分越低，意识状态越差，预后越差。GCS 作为传统意识状态的评分，虽然能很好地反映病人意识障碍程度，但易受评价者主观因素影响，不同检查者给出的评分可能存在差异，失语、气管切开、眼睛损伤、眼周水肿等均可影响评分。

目前认为改进的昏迷康复量表（coma recovery scale-revised，CRS-R）对植物状态、最小意识状态进行鉴别的有效性最高，还可以用于评估促醒治疗方案的疗效。CRS-R 由 6 个子量表构成，涉及听觉、语言、视觉、交流、运动和觉醒水平，包括 23 项分层有序的评分标准。在每个子量表中，首先进行最复杂的行为测定并给予最高分，最原始的行为在最后测定并给予最低分，每个子量表均有独立评分，相加后得到总分，用于判断病人的意识水平，得分越高的植物状态病人，其恢复的可能性越高。CRS-R 量表（表 10-1）有助于鉴别诊断、明确预后、制订有效的治疗计划及观察病人对治疗的反应。

表 10-1 CRS-R 量表

听觉	视觉	运动	言语反应	交流	觉醒水平
☆4分－对指令有稳定的反应	☆5分－识别物体	*6分－功能性物体运用	☆3分－可理解的言语表达	*2分－功能性（准确的）	☆3分－能注意
☆3分－可重复执行指令	☆4分－物体定位：伸手寻物	☆5分－自主性运动反应	2分－发声/发声动作	☆1分－非功能性的（意向性）	2分－能睁眼
2分－声源定位：转头/注视	☆3分－眼球追踪	☆4分－能摆弄物体	1分－反射性发声运动	0分－无	1分－刺激下睁眼
1分－对声音有眨眼反应	☆2分－视觉定位注视（>2s）	☆3分－疼痛定位	0分－无		0分－无
0分－无	1分－对威胁有眨眼反应	2分－疼痛致肢体回缩			
	0分－无	1分－疼痛致异常姿势			
		0分－疼痛刺激无反应			

注：听觉功能≤2分且视觉功能≤1分且运动功能≤2分且语言功能≤2分且交流功能=0分且觉醒功能≤2分诊断为植物状态。☆预示最小意识状态，出现其中一项即为最小意识状态。*预示脱离最小意识状态。

目前临床工作中的神经行为观察及量表评估主观性强，容易受到评定者经验和受训程度的影响，且行为学的评估需在病人处于觉醒周期进行，在进行评定前还要排除许多干扰因素，例如镇静剂、肌松剂、抗癫痫等药物对意识的影响。另外，尽管 CRS-R 是鉴别植物状态和最小意识状态的标准，但是只考虑行为反应，也会出现误诊，需要和电生理和功能神经影像相结合，比如评分在 7~9 分时会出现植物状态和最小意识状态的重叠。

近年来，国内外逐渐用神经电生理、神经影像学（PET-CT、功能核磁）等检查研究昏迷病人、植物状态和最小意识状态病人的诊断及治疗效果。

（二）神经电生理检查

意识障碍的机制主要是脑干上行网状激活系统受到损害，其次是弥漫性的大脑皮质受到损害。神经电生理技术能够反映特定的神经通路或大脑皮质整体功能。神经电生理学方法主要包括常规脑电图（electroencephalogram，EEG）、定量脑电图、诱发电位（evoked potential，EP），可用来诊断昏迷状态，检测脑神经功能，评估病人预后。

脑电图对昏迷病人大脑皮质功能的评价极为敏感，其特点在于直接反映脑代谢异常。常规脑电图通过特殊设备或者电极记录大脑细胞群自发的节律性脑电活动，它记录电位与时间进程的相互关系，反映了大脑连续的电信号变化。目前，临床主要通过 EEG 的分级及分型来评估脑损伤后意识障碍病人大脑功能损伤的程度。大多数植物状态的病人在未受刺激时，脑电图常常表现为弥漫性 δ 活动，部分植物状态病人表现为脑电静止；最小意识状态病人常表现为低频振荡（δ、θ、α）。临床上常用脑电 Synek 分级、Young 分级，分级越高，预后越差，死亡率越高。

脑电图反应性指的是在脑电图描记过程中给予外界刺激后，观察脑电图有无背景改变。脑电图反应性的存在表明脑干上行网状激活系统功能相对保留，昏迷病人脑电图有反应性则预后好，为昏迷病人日后意识恢复提供了解剖学结构基础。研究显示，脑电图反应性昏迷病人的预后，其准确率显著高于脑电图分级、GCS 评分。

常规脑电图一直沿用目测分析法，这种分析方法无法提取脑电活动中所包含的丰富特征和信息，且难以满足临床和研究的需要，结果中还会有分析者的主观成分。定量分析脑电图（也称量化脑电图）是将原始脑电图通过各种技术转换后，突出在目测原始脑电图中难以发现的某些特征，其结果表现为数值结果、统计表或统计图表。常用的量化脑电图指标有振幅整合脑电图、频谱边缘频率（SEF）、脑电双频指数（bispectral index，BIS）、总功率（total power，TP）、波段功率、压缩功率谱阵（compressed spectral array，CSA）、爆发 – 抑制比（burst-suppression ratio，BSR）等。例如，不同昏迷水平的 BIS 平均值不同，且其 BIS 值与格拉斯哥评分值也有显著相关性，BIS 值越高，预后越好，生存率越高。

诱发电位（evoked potential，EP）分为短潜伏期（SEP）、中潜伏期（MSEP）和长潜伏期诱发电位。短潜伏期诱发电位如脑干听觉诱发电位（BAEP）反映了听觉通路的活动水平，描记的电位波与特定的脑组织解剖结构密切相关。BAEP 相对能耐受代谢性损害，所以，BAEP 可对意识障碍的可逆性做出评价。研究表明，无外周听觉器官损伤时，BAEP 波的缺失被认为是预后不良的指标，BAEP 分级越高，预后越差，而正常 BAEP 波的存在并不一定代表预后良好。短潜伏期体感诱发电位（SLSEP）正常存在的昏迷病人要比 SLSEP 异常存在的病人恢复得好。现在普遍认为双侧皮质原发反应缺失的病人意识恢复的可能性极小。

事件相关电位（event-related potential，ERP）是指在特定事件（即特定刺激或任务）诱发下记录的 EEG 随时间进程产生的正、负电压变化。事件相关电位成分（如 P300 等）需要病人的合作才能得到，而最新研究发现，ERP 中的失匹配负波（mismatch negativity，MMN）是事件相关电位中唯一不需要病人主动参与就能诱发出来的成分，可稳定地预测昏迷病人能否苏醒，其中植物状态病人 MMN 波幅增高提示苏醒可能性更大。

脑电图对于预测昏迷病人预后有连续床旁监测、便宜、方便且准确性较高等优点，使得脑电图监测可以成为脑损伤昏迷病人的常规监测技术和手段，为脑损伤严重程度、昏迷程度判断、短期和长期预后提供了重要依据。

（三）血清生化学指标

神经元特异性烯醇化酶（neuro-specific enclose，NSE）定位与神经元和神经内分泌细胞是神经元受损的敏感指标，S100 蛋白作为胶质细胞受损的重要指标，有研究表明，NSE、S100 增多可作为脑组织损伤昏迷病人预后不良的重要标志物。

（四）影像学检查

研究发现，在外伤性昏迷病人中，常规头颅 MRI 可获得结构影像，检查发现桥脑、中脑及基底节神经损伤的病人预后更差，弥散加权成像（diffusion weighted imaging，DWI）中病灶数量越多者（弥散信号异常），病人昏迷持续时间越长，意识恢复的可能性越小。

常规头颅 CT 和标准 MRI 检查都无法评估白质纤维受损情况，弥散张量成像（diffusion tensor imaging，DTI）可显示白质纤维特征，常用于弥散性轴索损伤的诊断，可显示出脑损伤病人 MRI 所不能展现的异常信号。DTI 可通过病人皮质下白质和丘脑区域的差别鉴别最小意识状态和植物状态，植物状态和最小意识状态病人皮质下白质和丘脑区域有差异，而脑干部位基本相同。与正常人相比，最小意识状态病人与正常人类似，具有广泛的功能网络连接，而植物状态的病人没有大范围的功能连接。

磁敏感波谱（MRS）成像可提供脑损害代谢信息，其展现出来的代谢率可评估脑功能，与脑损伤严重程度、意识恢复情况密切相关。

功能磁共振（functional MRI，fMRI）可获得脑血流动力学反应，提供静息态或执行指令时（任务态）脑部活动情况，其显示的脑激活模式异常、大脑默认网络连接数量等指标与昏迷病人的认知障碍密切相关。通过静息状态功能核磁研究发现脑死亡病人的静息态默认网络（default mode network，DMN），静息态默认网络是指大脑在无任务的清醒或静息状态下就存在有组织的脑区功能活动，主要包括前额叶中内侧、扣带回前部、扣带回后部及颞顶交界区等区域，正常人是无法检测到的，而植物状态病人则可检测到；昏迷病人的 DMN 连接较正常对照组明显受损，而闭锁综合征病人（觉知水平正常，但无法表达）的 DMN 却和正常人无差异。

有研究发现，对经神经行为学评估确诊为植物状态或最小意识状态的病人，采用功能磁共振分析，部分病人可通过想象任务调整不同脑区的激活以回答是或否的问题，从而达到与外界的交流。

正电子发射体层摄影（positron emission tomography，PET）通过测定脑部能量代谢时葡萄糖的消耗情况来反映大脑神经功能状态，对于脑死亡病人，因脑干功能不可逆的丧失，在 PET 上显示为"空心头骨现象"。有研究发现，缺氧后昏迷病人的脑部血糖代谢率达正常的 75% 以上者，意识更容易恢复。

不同意识障碍水平的病人，其神经功能预后不同，因此判断意识水平至关重要，我们要正确地认识病人所处的昏迷状态，很多病人因为没有被发现意识的变化而错失了治疗的机会。

二、高压氧与昏迷促醒

现如今很多严重脑损伤的病人经抢救得以存活，生命体征逐渐平稳，但是却陷入长期昏迷的状态，长期卧床、肺部感染、气管切开、鼻饲管和尿管的护理，对于病人而言毫无生活质量，并且增加了家庭和社会的负担。由于缺乏有效的治疗手段，很多家属希望病人"醒过来"的愿望也难以实现。如何让病人逐步恢复意识，这一世界性的难题随着近年来临床科研、技术工作的全面快速进展，人们对脑损伤昏迷病人的促醒治疗研究在不断深入，高压氧、促醒药物、神经电刺激等均在临床上取得了一定的促醒治疗效果。这里简单介绍高压氧在昏迷促醒中的作用。

高压氧治疗（hyperbaric oxygen therapy，HBOT）是指在高于大气压的环境下吸入纯氧的治疗方法，其主要原理为增加血氧含量，供氧比例明显增加，快速被组织细胞利用，高压氧可以明显提高血氧弥散率和有效扩散距离，改善脑创伤病人的脑部供氧，减缓病人大脑缺血缺氧损伤，挽救濒死脑细胞。

另外，高压氧在降低颅内压、脑血流量的同时，脑组织氧分压却可以从常压下的 4kPa 升高至 31kPa，从而打破严重脑损伤病人脑水肿与脑缺氧的恶性循环。

高压氧环境下的适度氧化应激可动员炎症保护性机制，可以通过抑制环氧合酶 COX-2 信号通路来减轻脑缺血 - 再灌注后的炎症反应。高压氧还可以改善脑代谢，保护线粒体功能，减少神经细胞 caspase-3 的分泌，降低血脑屏障通透性及促进侧支循环建立，且其治疗方法简单、副作用小、安全性高，在脑组织损伤治疗中发挥着重要的作用。大量研究表明，高压氧治疗可明显加速病人的苏醒时间，提高病人的苏醒率，同时也使得病人的脑功能得到更好的恢复，在改善意识状态和认知水平等方面均具有积极意义。

高压氧下椎基底动脉系统血流量增加，脑干网状结构可获得更多的血供、氧供和营养物资，从而使其兴奋性增加，向大脑皮质的投射功能逐渐恢复，改善觉醒状况，使昏迷病人尽早转归。

高压氧治疗前应首先排除高压氧治疗一般禁忌证，包括病人正处于高热、活动性出血以及气胸、肺部感染等。当昏迷病人生命体征稳定，颅内无活动性出血，无未处理的脑疝，无持续脑室外引流，无严重肺损伤及脑脊液漏等问题时，才能实施高压氧治疗。实施高压氧治疗需要特殊的治疗环境，多次搬动急性期病人进入高压氧舱有一定难度。目前多项研究表明，对于重型颅脑损伤病人，在颅脑创伤后急性期（如创伤后数小时至数天内）行高压氧治疗可以取得积极的临床疗效，而在颅脑损伤两个月后才开始高压氧治疗则没有急性期干预的改善效果好，所以应在病情允许的情况下尽早实施高压氧治疗。

昏迷病人的高压氧促醒方案目前尚无统一标准，标准大气压约为0.1MPa，而常用的高压氧从0.15MPa到0.25MPa均有。每次高压氧治疗时间为60～140min，每天可以做1次或多次高压氧治疗，常连续治疗30～60次。有研究发现，0.15MPa高压氧治疗在改善脑代谢方面具有较好作用，而过高压力的高压氧治疗反而对脑代谢有不利影响。目前仍然缺乏颅脑创伤高压氧干预压力的前瞻性随机对照研究，针对昏迷病人高压氧治疗的最佳干预压力仍无定论。

三、昏迷促醒的外科手段

（一）脑积水的处理

人的大脑和脊髓受到脑脊液（cerebro-spinal fluid，CSF）包裹，使脑组织及脊髓"漂浮"在其中，能吸收外界对中枢神经系统的震荡（减震液），同时还能起到类似淋巴系统的免疫屏障和保护作用（保护液）。成人脑脊液呈无色透明状液体，80%由双侧侧脑室（占95%）和第四脑室脉络丛产生，在蛛网膜下隙中循环更替。

成人脑脊液总量约为150ml（50%在颅内，50%在椎管内），每天产生约 450ml（0.30 ~ 0.35ml/min）。这也就意味着脑脊液一天约可更新替换 3 次，主要通过突入硬脑膜静脉窦的蛛网膜绒毛吸收，其他可通过脉络丛和淋巴系统吸收。成人侧卧位腰椎穿刺测压，正常压力为 80 ~ 180mmH$_2$O，超过 180mmH$_2$O 为脑脊液压力偏高。

脑脊液的产生速度与颅内压无明显关联（少数情况下，颅内压增高致脑血流减少时除外），但吸收速度与颅内压有关。在非病理情况下，颅内脑脊液这个"蓄水池"循环稳定，但一旦这种平衡打破，造成脑室内脑脊液聚集，即为脑积水。

脑脊液分泌过多造成脑积水的情况较为罕见，因在正常情况下，人体对脑脊液分泌增加有代偿作用。脑脊液分泌过剩多见于病理情况下（如脉络丛乳头状瘤），此类病人多伴有脑脊液吸收障碍。

脑积水主要由脑脊液吸收异常引起，根据吸收障碍水平不同可分为两种类型：①梗阻性脑积水。蛛网膜颗粒近端的阻塞，CT 表现为梗阻近端脑室扩张（侧脑室、第三脑室相较于第四脑室发生明显不成比例的扩张）。②交通性脑积水。蛛网膜颗粒水平的脑脊液吸收受阻，CT 表现为脑室整体扩张（侧脑室、第三 / 四脑室均扩张）。造成此类吸收障碍的原因多为获得性，即颅内感染、脑出血（尤见于脑室内出血、蛛网膜下腔出血）、颅内肿瘤和手术后脑积水。

脑积水在成人中的主要临床表现为颅高压症状，包括视盘水肿、头痛、恶心呕吐、步态改变、膀胱功能障碍及认知功能障碍，严重可导致意识障碍甚至昏迷。而在昏迷病人中，因病人本身存在认知障碍或基础疾病的存在，此类临床症状往往不明显，容易被忽视。因此在度过早期的抢救和近期康复后，进入远期康复及维持治疗阶段，部分病人的长期昏迷未醒、意识障碍无明显好转可能与脑积水有关。

脑积水的诊断通常可依靠 CT 及 MRI 显示的以下几个征象或标准：①颞角宽度 > 2mm；② FH/ID > 0.5，FH（frontal horns）指最大额角宽度，ID（internal diameter）指 FH 所在径线的颅骨内板间距；③ Evans 指数：FH/BPD ＞ 0.3，BPD（biparietal diameter）指 FH 所在层面最大双顶径；④ CT 所示脑室周围低密度或 MRI 的 T2WI 序列上脑室周围高信号，即为"间质水肿"，提示大脑经室管膜吸收脑脊液。除此经典评估方法外，近些年来，MRI 新技术如三维稳态干扰序列（3D–CISS）和相位对比电影成像（cine PC）已广泛用于了解脑脊液运动特点、是否梗阻及梗阻部位等，甚至可通过 3D–CISS 扫描评估三脑室扩大程度和三脑室底厚度，有助于诊断并评估脑积水。

在介绍脑积水的治疗策略前，还需要提及一种脑积水的特殊情况，即去骨瓣减压术后脑积水。去骨瓣减压术作为处理脑外伤及脑出血的一种主要的手术方法，是临时性降低颅内压（intracranial pressure，ICP）的主要治疗手段，挽救了很多病人的生命，但同时也伴有术后的一些问题，其中，脑积水是去骨瓣减压术后的常见并发症之一。在前文中已提及，成人 ICP 正常压力为 $80 \sim 180 mmH_2O$，但对于去骨瓣减压术后的病人，由于骨瓣缺失，一侧或两侧大部分脑组织之外仅有脑膜或头皮等软性组织，外界则为外界大气而非颅骨，则大脑必然会因此产生一定结构改变以适应新的压力变化。

上文提及的正常 ICP $80 \sim 180 mmH_2O$ 是相对于正常大气压的，因此认为外界大气压为 0。脑室内的初始压强为 $80 \sim 180 mmH_2O$，外界压强 = 大气压 =0。由于脑室内的初始压强＞外界压强，势必使得脑室扩张，脑组织向缺损骨窗内膨出。鉴于脑膜及头皮可以承受一定的压力，因此只要时间足够长，最终在 ICP 降低至小于正常 ICP 的某一数值时达到新的平衡。因此，临床上颅骨缺损的病人，只要卧床时间足够长，随着脑组织不同程度的膨出，在影像学上也可体现为脑室扩张，脑组织厚度增加，但骨窗压力并不高，腰椎穿刺测定 ICP 在正常情况下是降低的，这是去骨瓣减压后的大脑的正常病理生理改变，需与脑积水鉴别，盲目对此类病人进行分流极易造成分流过度，甚至引起反常性脑疝。

在这种情况下，前文所提及的脑积水影像诊断标准参考意义较小，更重要的是动态的影像学观察结合临床症状综合判断。如难以明确诊断，有时可以进行腰椎穿刺放液试验（CSF-TT）观察释放脑脊液后病情的改变。CSF-TT 有改善的情况下，病人脑积水诊断成立，建议积极治疗，但阴性者亦不能排除脑积水，因此针对去骨瓣减压术后脑积水的诊断较其他类型脑积水更为复杂，需要有经验的医疗团队综合影像、临床信息分析进行个体化治疗。

部分病人在颅骨修补后，脑积水可自行缓解。其原理可能与脑脊液分泌和吸收的病理生理特点有关。因人体的自身调节机制，在 ICP 升高时，脑脊液吸收速率增加，以减少脑脊液总量，降低 ICP。反之，ICP 降低时，脑脊液吸收速率减慢，分泌增多，脑脊液总量增加。如前文所述，去骨瓣减压术后的病人 ICP 较正常 ICP 低，因此脑脊液量增加，与颅内外压差所致的脑室扩大机制相叠加，"脑积水"表现愈加明显。颅骨修补术后恢复了正常颅腔生理，ICP 增高，脑脊液总量减少，脑室可望恢复正常大小。因此，对于并不严重的去骨瓣减压术后脑积水病人，建议尽早行颅骨修补术，恢复正常颅腔生理状态后观察其脑积水及病情动态变化，再决定下一步治疗方案。

昏迷病人的脑积水治疗策略主要以外科手术治疗为主。因本章节主要针对长期昏迷病人，故在此暂不提及一过性／短期缓解脑积水的治疗方案（脱水利尿、脑室外引流及 Omaya 囊置入术）。脑积水手术方式也需根据病人术前评估情况进行个体化选择，外科治疗的最终目的并非使脑室大小恢复正常，其目的是恢复病人的神经功能。

目前手术方式主要包括分流术及造瘘术两大类，脉络丛灼烧术多不单独实施，多与造瘘术共同实施，以下将就各类手术方式做简述。

1. 脑室腹腔分流术（VP 分流术）

因腹腔具有强大的吸收能力，同时腹腔置管较其他部位相对容易，腹腔压又与大气压相近，因此 VP 分流术成为治疗脑积水最常用、最经典的手术方法。随着分流管材料和阀门设计的发展，脑室腹腔分流术已相当成熟，可用于交通性及非交通性脑积水。由于治疗疗效肯定，因此脑室腹腔分流术是目前国内外指南推荐首选，也是目前临床解决脑积水的最常用的手术方式。

其手术方式为选择侧脑室后角或额角部位实施脑室穿刺，由穿刺点置管，连接分流泵，经耳后、颈、胸、腹至剑突下（反）麦氏点，保证分流管进入腹腔。

但在临床工作中，VP 分流术也存在许多术后并发症，其中常见的为分流管堵塞、感染、分流管断裂等。正因如此，很多临床医生积极求证新的手术方式或者改良脑室腹腔分流术来进一步改善病人症状，减少并发症发生。同时随着科技的进步，分流装置也不断推陈出新，最主要体现在对阀门的改进，从原来的定压阀门发展到现在的可调压阀门。此外，为了对抗垂直体位时管道内的静水压，大多数分流系统均具有抗重力或抗虹吸装置，有的抗重力装置甚至可以调压，以适应不同病人的需要。目前已有抗感染分流管可供选择，可进一步降低分流术后感染的发生率。

2. 脑室心房分流术（VA 分流术）

VA 分流术的手术方法和原理与 VP 分流术相近，不同之处在于 VP 分流术将脑脊液引流至腹腔，而 VA 分流术将脑脊液引流至心房。其手术方式在侧脑室穿刺及留置皮下分流泵手术上与侧脑室腹腔分流术相同，但分流管远端从颈外静脉置入心房入口。心房端置于上腔静脉注入右心房水平，对心脏的正常活动影响较小，极少发生心血管意外，如血栓、积液、心律失常、心搏骤停等，且心脏血流量极大，流入的脑脊液影响可以忽略不计。该术式具有操作简单，术野小，可减少污染，儿童随着身体成长不需更换引流管的优点。目前在临床中，脑室心房分流术并不作为治疗脑积水的首选方法，多用于脑室腹腔分流术等将脑脊液分流入腹腔失败，腹腔感染严重等不适合用于留置分流管远端的病人，但应注意术前排除心功能不全、先天性心脏病、肺动脉高压者。

3. 腰大池腹腔分流术（LP 分流术）

腰大池腹腔分流术是伴随着分流管器材的进一步改良及分流阀门的出现才在临床逐渐广泛使用。腰大池腹腔分流术在临床上多用于交通性脑积水，对严格意义上的梗阻性脑积水的治疗效果较差。

其相较脑室腹腔分流术，明显的优势是其手术不经过脑组织的穿刺，不用在颅内长期留置异物，有效减少了脑损伤、脑出血、癫痫等并发症，手术路径明显缩短，有效减少了术中感染率，且其脑积水治疗有效率无明显差别。有学者总结临床病例指出，腰大池腹腔分流术创伤小，操作简单，并发症少，安全性高，且优于脑室腹腔分流术，应推广使用。但也有学者提到，腰大池腹腔分流术对分流管腹腔端并发症无明显改善，其受限于椎管狭窄病人，易使分流管堵塞及移位，需二次手术治疗，因分流管置入腰大池，分流泵提前预设的压力无法精确匹配颅内压力，容易过度分流，导致病人出现小脑扁桃体下疝，且对长期卧床昏迷病人效果可能不明显，在应用时需较为谨慎。

需要注意的是该分流方式只适用于交通性脑积水，且在行 LP 分流术前一定要行头颅 MRI 检查，矢状位上确认不存在小脑扁桃体下疝方可施行 LP 分流术。此外，LP 分流系统的椎管端管径较细，因此脑脊液蛋白含量较高的病人容易堵管，也不建议采用。

4. 内镜下第三脑室底造瘘术

内镜下第三脑室底造瘘术（endoscopic third ventriculostomy，ETV）

是通过在第三脑室底部造瘘后沟通第三脑室与桥前池，进而重建脑脊液循环通路以缓解脑积水。目的是将第三脑室底部穿破与脚间池相通，建立脑脊液循环旁路，改善压力及脑组织顺应性，从而治疗脑积水，其手术安全有效，简单方便，并发症较少且无异物置入。美国的神经外科医生 Mixter 于 1923 年使用儿童尿道镜首次在内镜下行第三脑室底造瘘术治疗脑积水，但受限于当时的内镜水平，临床未推广应用。近年来随着内镜技术的提升，逐渐成熟的第三脑室造瘘较脑室腹腔分流术表现出的对比优势让临床医生青睐有加，尤其在小儿梗阻性脑积水外科治疗上应用更多。

研究指出，ETV 结合脉络丛灼烧术可有效减少或避免分流依赖性脑积水，更大地提升了 ETV 的临床效果。该术与 LP 分流术对比，虽无异物留置，长期效果好，但该术目前仍有其局限性，除造瘘口阻塞这一最为严重的并发症外，ETV 仅适用于严格意义上的梗阻性脑积水。此外，在特发性正常压力脑积水（iNPH）、出血后脑积水、感染后脑积水等交通性脑积水中，也有部分研究报道 ETV 可以取得较好疗效，但需要更大样本量、更高质量的临床研究加以验证。

如何选择分流时机，需根据病人临床症状综合分析。对于脑外伤早期的梗阻性脑积水，经临时脑脊液引流 1 ~ 2 周后未缓解者可行 ETV；对于中脑导水管狭窄造成的不完全性梗阻，脑积水进展缓慢，可短期行非手术治疗，同时予以脱水等减轻脑水肿的治疗，等待自行缓解，如持续进展，亦可行 ETV；对于 ETV 术后效果不佳且不能排除颅内感染者，或颅内血肿未完全吸收者，可植入 Ommaya 储液囊，间断抽液或者持续引流数日，明确无颅内感染或脑脊液常规检查正常后可行 VP 分流术。交通性脑积水除少部分进展迅速的需急诊行脑脊液分流术之外，大部分进展较缓慢，有时还需要一定的时间来明确诊断，在这个过程中可间断行腰椎穿刺释放脑脊液，缓解脑积水的同时进行脑脊液放液试验，一旦明确诊断，颅骨完整的病人应尽早行脑脊液分流手术；颅骨缺损病人，分流手术尽量与颅骨修补同期进行。

脑室腹腔分流术仍是首选的治疗方式，临床工作中，医生应积极完善术前相关检查，根据不同术式的适应证及禁忌证，可能出现的并发症，结合个体病人的特殊性选择合适的手术方式，术中严格按照规范，术后积极护理监测，使手术病人的症状得到最大化改善，提高病人生活质量，改善病人的意识及认知障碍。

（二）颅骨修补的潜在益处

严重脑损伤早期为清除脑内血肿、缓解急性高颅压、清理开放性损伤、去除粉碎性颅骨碎片等，病人接受了单侧或双侧去骨瓣减压手术，易造成颅骨缺损。一般建议病人在病情稳定 3～6 个月后，尽早接受颅骨修补，以恢复颅内正常结构，避免局部脑组织再次损伤。颅骨修补或成形手术是现代神经外科的普通手术，也是较早开展的颅脑手术之一。大量的临床观察提示，颅骨缺损后病人会出现一系列神经功能障碍症状，包括严重的头痛、眩晕、易疲劳、易激惹、记忆力下降、抑郁、对震动及声响耐受力下降等，而且在颅骨缺损的病理状态下，肢体障碍及失语不易恢复，易诱发癫痫发作。Yamaura 将其称为"皮瓣凹陷综合征"（sinking skin flap syndrome，SSFS），根据研究表明，其机制可能有以下几大因素：①直接对大脑的压迫。去骨瓣减压术后，脑水肿减退时，由于失去了颅骨的机械性支撑，大气压所产生的作用力会直接作用于缺损区皮瓣，其合力方向为向下、向内，表现为皮瓣塌陷状态。颅骨缺损后大气压力直接压迫脑组织，导致脑血流量、脑脊液循环、脑内葡萄糖和氧代谢改变，最终导致大脑皮质受到压迫。②脑脊液流体动力学改变。如前文所述，脑脊液主要由侧脑室壁及第三、四脑室的脉络丛产生，其他则由代谢水形成。部分去骨瓣减压术后发生脑积水的病人，行腰大池引流术或脑室腹腔分流术后，大气压与颅内压成负梯度，脑脊液流体动力学改变伴脑脊液循环功能障碍及代偿功能障碍，脑血流和脑代谢下降，从而加重其神经系统功能的恶化，严重时甚至引起反常性脑疝。③血流动力学改变。去骨瓣减压术后，患侧较健侧脑血流量明显降低。在正常情况下，颅腔内含有脑组织、血液和脑脊液。在去骨瓣减压术后，颅腔密闭空间改变，或者由于长期颅骨缺损，大气压直接作用在皮瓣上并传导于大脑，导致脑组织受压，进而导致脑血管储备能力下降和静脉回流受阻。④脑代谢紊乱。增强磁共振波谱测定磷酸肌酸与无机磷酸盐的比值可以作为脑能量消耗的指标，在皮瓣塌陷综合征病人中其比值异常，表明脑内葡萄糖代谢异常。脑内葡萄糖代谢异常会导致大脑皮质功能障碍。

长期卧床昏迷的病人（植物人）是否接受颅骨修补术，也一直是困扰病人家属的难题。传统的观念不建议病人接受颅骨修补的理由是植物状态的病人在意识无恢复的情况下，接受修补并无意义，还可能出现手术风险。但从最新的临床研究报告及大量临床经验表明，很多病人因单纯接受颅骨修补，病情得到一定的改善。若不行颅骨修补，可能存在以下危险：①持续的脑损害。由于颅骨缺损侧缺乏结构支撑，经常出现脑组织膨出、塌陷或膨出－陷入交替现象。脑组织的经常性移位会导致脆弱的脑组织进一步损害，严重者发生嵌顿引起脑缺血或脑梗死。失去结构支撑的脑组织，常塌陷压迫正常组织，导致正常组织受到持续的影响。②影响功能恢复及康复训练。无法正常膨起，难以恢复大脑结构的正常形态，不利于组织的再生、修复和功能代偿。颅骨缺损时，针灸、按摩及其他康复手段无法全面实施，影响治疗效果。③增加护理难度及并发症发生率。病人在后期护理和功能锻炼时，颅骨缺损导致脑部受伤的机会明显增加。颅骨缺损面积较大，病人无法向颅骨缺损侧翻身，将会增加病人发生褥疮及肺部感染的机会。

因此，手术成功重新还原颅腔封闭空间结构，避免颅骨缺损区脑组织二次损伤，有利于脑功能的远期康复，亦可达到美观效果，消除病人躯体、心理上的恐惧及负担。而且颅骨修补已不仅仅是美容整形手术，更是对病人神经功能康复有治疗作用的手术。大量研究证实，颅骨修补后，一系列神经症状及不适可明显改善甚至逆转意识状态，正是基于颅骨修补可改善神经功能的现实观察，对于如何选择颅骨修补时机同样值得进一步研究与探讨。

1. 颅骨修补术可有效缓解部分病人的现有疾病

1）颅骨修补可缓解部分病人的脑积水症状：正如前文所述，部分去骨瓣减压术后病人在颅骨修补后脑积水可自行缓解。去骨瓣减压术后病人的 ICP 较正常 ICP 低，脑脊液量增加，与颅内外压差所致的脑室扩大机制相叠加，"脑积水"表现愈加明显。颅骨修补术后恢复了正常颅腔生理，ICP 增高，脑脊液总量减少，脑室可望恢复正常大小。同时最新的 Meta 分析表明，去骨瓣减压术后早期（＜3个月）行颅骨修补术可显著降低因外伤行去骨瓣减压病人的术后脑积水发生率。因此，对于并不严重的去骨瓣减压术后脑积水病人，建议尽早行颅骨修补术，恢复正常颅腔生理状态后观察其脑积水及病情动态变化，再决定下一步治疗方案。

2）颅骨修补可缓解去骨瓣减压术后硬膜下积液：硬膜下积液一般被看作是轴外脑积水，其病理机制之一是脑脊液流出阻力增加，对于伤后早期出现的硬膜下积液，可以采用穿刺、引流、包扎等手段处理，对于多数迁延性硬膜下积液出现明显的脑受压表现，积液分流是治疗选择之一。颅骨修补手术是典型的增加脑脊液流出阻力的干预手段，通过颅骨修补手术恢复脑波动的泵作用，可以促进积液腔消失，这与积液分流术通过缓解囊腔内压达到脑搏动的再平衡相类似，但颅骨修补或积液腔分流均不消弭脑积水的发生机制，最终可能仍需处理脑积水，需根据病情进展决定下一步治疗方案。

2. 早期颅骨修补并不会增加术后并发症的发生

临床中将颅骨修补时间划分为早期（去骨瓣减压术后 90d 做颅骨修补术）、中期（去骨瓣减压术后 91～180d 做颅骨修补术）和晚期（去骨瓣减压术后＞180d 做颅骨修补术），甚至有研究团队针对超早期（去骨瓣减压术后＜42d 行颅骨修补）是否会增加颅骨修补术后并发症的发生进行临床探索。最新研究认为，去骨瓣术后 3 个月内进行颅骨修补术是安全的。早期行颅骨修补术可使部分病人受益，而超早期行颅骨修补术甚至可以在病人首次住院期间即进行颅骨修补术，可有效缩短病人总住院时间，减轻病人经济负担和心理压力，促进病人神经功能的恢复等。许多急症后护理机构不愿接受颅骨缺损病人，因此限制了去骨瓣减压术后病人的选择机会。同时针对皮下保存自体骨的病人，皮下保存的骨瓣会发生时间相关的吸收，干扰利用自体骨行颅骨修补术。如果早期颅骨修补术能够安全进行，那么许多创伤性脑损伤病人很可能会受益。虽然这些研究并没有提供证据证明早期颅骨修补术一定优于后期颅骨修补术，但它们确实表明早期颅骨修补术与较高的并发症发生率无关。若病人能从早期手术中获益，那么并发症的风险不应该成为推迟手术的理由。

3. 颅骨修补可改善病人的脑灌注

颅骨修补后，脑血流量和脑灌注的改变是目前研究较多、较深入的领域。影响脑血流量的主要因素是脑动脉灌注压及血管阻力。脑血流量并不被动地随血压升降而涨落，而是具有一种自动调节的功能，这种自动调节保证了脑血流量的相对稳定。脑血管阻力和脑血流量成反比，即脑血管阻力增加时，脑血流量减少，反之亦然。较早的颅骨修补后脑血流量研究由 Richaud 等在 1985 年报道，他们发现颅骨修补术后脑灌注显著提高，提高率介于 15%～30%，而且即使在缺损面积较小的病例中（例如直径小于 10cm 者）仍能观察到显著的脑血流量改善。因此，他们认为脑血流动力学的改善与恢复是颅骨修补术后神经功能改善的潜在机制之一。1993 年，Suzuki 等发现不仅是修补侧的脑灌注水平，非修补侧的脑灌注水平也出现了显著改善，从而进一步提出颅骨修补能改善全脑灌注的观点，并认为这正是临床中所观察到的脑功能改善的基础。Yoshida 等人于 1996 年又报道了结合对颅骨缺损病人脑灌注和代谢的研究，结果表明颅骨缺损本身显著降低了脑灌注并进一步影响了脑的能量代谢，并据此提出在去骨瓣减压术后水肿消失后立刻行颅骨修补的临床建议，并在后期研究中得到证实。Winkler 等采用经颅多普勒和正电子发射断层摄影术对颅骨修补病人的术后脑灌注及脑皮质糖代谢情况做了分析，进一步发现了颅骨修补术能显著影响体位对脑血流的调节并且显著提高了修补同侧及对侧的脑血管储备能力。

4. 颅骨修补可促进病人神经心理恢复

已有研究证明，病人的临床表现在颅骨修补术后得到改善。早期颅骨修补术已被证明可以提供认知方面的益处，并可能优化病人的康复过程。有关颅骨修补对情绪及生存质量的影响，相关研究很多，主要集中在颅骨缺损后病人的焦虑、抑郁症状加重，自觉生存质量下降等，研究表明，颅骨修补术后，病人在日常生活活动、格拉斯哥预后评分和简易精神状况检查等方面的表现有所改善。因此可以预见当颅骨修补消除了病人的顾虑，使其重归社会后，相应的症状应该是可以被改善的。有研究显示，颅骨修补术后 3 个月，病人的焦虑评分较术前显著下降，焦虑症状较前明显好转，神经功能评估明显好转，生存质量得以明显改善。

综上所述，随着人们认识的深入，早期乃至超早期颅骨修补已是神经外科医师探讨的焦点，随之而来的手术风险及收益的平衡也是我们亟待解决的现实问题。已有证据证明早期颅骨修补确实能从颅内血流恢复程度及手术效率的角度给病人带来好处，但同时需要注意的是，此结论是在严格的适应证选择下得出的，对于其他情况的病人而言，早期修补是否收益大于风险，如何挑选早期修补的病人，仍然需要临床医生根据病人病情进行综合决策。

（三）神经调控手术在促醒中的应用

神经调控技术分为中枢神经调控和外周神经调控，中枢神经系统调控技术包括脑深部电刺激（deep brain stimulation，DBS）、脊髓电刺激（spinal cord stimulation，SCS）、经颅磁刺激（transcranial magnetic stimulation，tMS）、经颅电刺激（transcranial electrical stimulation，tES）等，外周神经调控技术包括正中神经电刺激（median nerve stimulation，MNS）、迷走神经刺激（vagus nerve stimulation，VNS）、三叉神经电刺激（trigeminal nerve electrical stimulation，TNS）、感觉刺激、针灸等。

1. 中枢神经调控

1）经颅磁刺激（transcranial magnetic stimulation，TMS）是一种无创的神经调控技术，Barker 等于 1985 年首先创立，该技术操作简单、相对安全、效果确切。其工作原理是利用外源性的磁场引起脑内神经元细胞去极化，改变大脑电生理状态，可改善电脑相关皮质区域兴奋性，促使脑血流、脑代谢及神经递质释放，从而促进昏迷病人苏醒。经颅磁刺激是将一定频率和强度的磁脉冲以成串刺激的方式按一定间隔连续发放，改善脑组织血流、代谢等，增加受损脑组织的可再塑性，促进受损神经轴突的修复，从而发挥促醒作用。高频磁刺激对大脑产生兴奋作用，低频磁刺激对大脑产生抑制作用。也有研究认为，经颅重复磁刺激可以激活或抑制神经网络、调节知觉的可塑性。不同的意识障碍病人，需根据不同的评估结果，采取不同的频谱、强度、靶点及磁场方向，个性化设计刺激方案，方能取得理想效果。现有的 tMS 系统包括地缘、磁感应线圈、固定支架、温度监控器及控制器，中心刺激频率通常采用 5Hz、10Hz 和 20Hz，刺激部位选主运动皮质区和额叶背外侧皮质，通过刺激这两个区域脑皮质及皮质下神经纤维，间接刺激丘脑、下丘脑等意识回路节点，促进病人意识恢复。经颅磁刺激技术在意识障碍促醒治疗中取得了一些成效，但在病人选择及各项技术参数的应用方面可能需要更多、更严格规范的临床研究来完善。

2）经颅电刺激也是一种非侵入性的脑刺激技术，电极微弱电流可改变神经元的电位状态，阳性电极可以增加细胞膜电位活性、阴性电极则降低电位活性，通过电流刺激改善脑皮质生物电位，两者结合能促进意识障碍病人恢复。经颅电刺激包括直流电刺激和交流电刺激，经颅直流电刺激是当前应用较广泛的电刺激方式，它本身不产生动作电位，主要是改变神经元的跨膜电位，调整神经元的兴奋性。刺激部位与经颅磁刺激一样，多为前额叶背外侧区和运动主皮质区，电流大小 2mA、连续刺激 5～20 次，多项研究结果提示，电刺激能改善意识障碍病人状态，尤其是对微小意识状态病人有较明显的疗效。前文提及的经颅磁刺激 – 脑电图（tMS-EEG）技术能够检测和评估经颅电刺激对脑皮质生物电波的影像，探讨其作用机制。tMS-EEG 检测研究显示，额叶背外侧电刺激能明显降低脑电图慢波的出现频率和强度。经颅电刺激对部分意识障碍病人尤其是微小意识状态效果明显，但对部分病人效果欠佳。主要副作用可能是诱发癫痫，但相关研究较少。另外，电刺激参数对效果可能会有影响，不同的病人使用的最佳参数亦可能不同，最好是利用 tMS-EEG 动态检测。

3）低强度聚焦超声作为一种无创、实时、参数多变的检查技术，在医学领域得到了广泛的使用，在意识障碍病人的治疗中也有精彩的发挥。低强度聚焦超声（low intensity focused ultrasound，LIFU）能够穿透颅骨并能定位到达额叶背外侧、主要运动区、丘脑、下丘脑、海马等重要功能区，通过超声波对细胞膜的机械作用调节神经元膜电位，调控神经元的兴奋性，达到促进意识障碍恢复的目标，在意识障碍促醒领域越来越受到大家的重视。Su 等在动物实验中使用 LIFU 治疗脑外伤小鼠，发现 LIFU 能抑制神经元凋亡、促进神经营养因子表达，进一步促进意识障碍的恢复；Monti 等发现 1 例最小意识状态病人接受 LIFU 治疗后，意识内容得到明显改善。目前低强度聚焦超声作为昏迷促醒领域中一种新兴的技术，其作用机制及使用参数、靶点等仍需进一步研究。

4）脑深部电刺激是一种有创性的神经外科手术，是经过数十年在立体定向引导、神经生理学及神经解剖学研究的基础上而发展起来的手术方式。DBS 精确度高，通过立体定向技术将刺激电极放置于目标靶点，然后通过导线将电脉冲传递入脑，达到体外调控脑内神经电活动的目标。目前已成熟地应用于帕金森病、肌张力障碍、特发性震颤、癫痫、强迫症等的治疗。DBS 作用靶点众多，最常见的置入部位是丘脑中间腹侧核、丘脑底核，其他部位有穹隆、前脑基底核、胼胝体下扣带皮质、腹侧纹状体等。根据现有理论研究，脑干网状上行性激活系统或中央回路受损是导致意识障碍的主要原因，脑干网状上行性激活系统的投射系统非常复杂，它接收来自脊髓及脑干核团感觉传入纤维，然后广泛传出至丘脑、下丘脑、基底核团等，最终投射至大脑皮质，维持大脑的觉醒状态。中国人民解放军中部战区总医院宋健团队通过弥散张量成像及静息态功能磁共振成像，证明了丘脑至皮质纤维的损伤与脑损伤后意识障碍有关。近几年，DBS 在意识障碍的治疗中得到了比较广泛的研究和实践，有人以下丘脑作为刺激靶点，但是具体效果还需要更多的研究来证明。DBS 作为一种成熟的技术，术后可以根据情况调整刺激参数，已在多种疾病中得到了广泛的应用，在昏迷促醒中有比较广阔的应用前景，但以下几个方面需要注意。

（1）个性化的意识障碍评价及个性化的方案制定：每个病人脑受

损部位和意识障碍类型、程度不同，需根据不同的病人制定不同的手术方案，如微电极置入位置和刺激方案，制定个性化的治疗方案方能最大限度地发挥 DBS 的优势。

（2）刺激部位的精准化：每个病人的病情不同，病因可能是脑外伤、脑梗死、脑出血、中毒等，意识障碍程度也可能不同，而且即使意向靶点相同，每个人的靶向区域也不尽相同，需根据具体情况制定个性化的治疗方案方能"精准化"；微电极需要尽量微小，只有电极体积更小，刺激靶点、刺激范围方能更"精准化"。这就要求生产厂家不断完善"集成化"微电极，也要求临床医生充分了解病人病情，制定更精细化的治疗方案。

（3）治疗方案的动态调整：当 DBS 微电极和电池等置入体内后，病人的病情会出现不同程度的变化，这就需要动态监测并调整治疗参数，以达到最佳治疗效果。目前已有软件可以让医生远程监测、调整 DBS 设备的各项参数。

5）脊髓电刺激技术是得到大家公认的昏迷促醒的一种手段，是一种有创的神经调控，通过手术切开脊柱椎板，将刺激电极放置在脊柱椎管硬膜外不同的节段，通过皮下隧道与脉冲发生器相连，术后调节刺激器参数给予脊髓刺激。其可能机制为电刺激直接兴奋相关神经；增加脑血流量，提高脑内葡萄糖代谢水平，从而引发意识相关的中央回路功能变化；导致大脑皮质相关区域神经递质变化，促进中枢神经递质释放、增强生物电场调制。SCS 治疗意识障碍过程通常包括确定手术指征、电极及配件置入、术后监测及随访。手术指征目前没有明确但有一定的判断标准：①符合意识障碍标准。②病程 3 个月以上、1 年以下。③脑干结构物严重损伤、脑皮质结构至少一侧完整、脊柱目标区域物严重畸形、心肺功能无全麻禁忌。④临床意识评分为最小意识状态或植物生存状态，或临床疑似最小意识状态且神经影像学或神经电生理检测中至少有 1 项明确的证据、证实大脑存在意识活动的特征。头颅磁共振及静息态血氧水平依赖性功能磁共振（BOLD-fMRI）用来评估病人关键脑区损害程度，脑干听觉诱发电位、躯体感觉诱发电位及连续脑电图评价高级脑功能，辅助判断病人是否需要手术。严格选择的脊髓电刺激手术的促醒率在 40% 左右，对最小意识状态效果更明显。以往 SCS 手术主要用来控制疼痛，现在应用于意识障碍的治疗，作为一门新兴的神经调控技术，有良好的应用前景，但缺乏高级证据的双盲对照研究，需要多中心联合研究、统一标准、共享数据，为 SCS 手术的规范应用提供支持。

2. 外周神经调控

1）正中神经电刺激通过刺激正中神经将神经冲动传导至脑干、下丘脑、丘脑及大脑皮质，达到改善脑血流量、提高皮质兴奋性等作用，该方法无创、便捷且安全有效，已被广泛应用于意识障碍病人的治疗。正中神经电刺激产生促醒作用的可能机制为：①正中神经刺激后激活上行性激活系统，促进神经递质释放；②增加脑组织尤其是额叶背外侧、主要运动区脑血流量，改善脑组织葡萄糖代谢；③增加神经营养因子的合成与释放，促进神经轴突的修复，加快神经元细胞之间突出联系的修复。正中神经电刺激多选取利手侧进行刺激，治疗参数：电流 10 ~ 20mA，频率 40 Hz，脉冲 300ms，持续时间 20 ~ 30 s/min，每天持续治疗时间为 3 ~ 8 h，2 周为一个疗程。该方法简单有效，目前尚无严重副作用的报道，适用于各级医疗机构，在意识障碍的治疗中有广泛的应用前景，亦可以与其他神经调控技术联合应用。

2）迷走神经刺激是一种周围神经电刺激技术，通过电刺激迷走神经主干或皮肤分支来反馈调节脑功能，包括植入式和经皮电刺激，植入式是在颈部解剖暴露迷走神经主干，沿主干植入刺激电极片。经皮迷走神经刺激是将电极片置于耳郭处，刺激目标是迷走神经的耳郭支，该方法称为经皮耳郭迷走神经刺激，目前也逐步应用于意识障碍的治疗。迷走神经电刺激治疗参数和疗程在各中心不尽一样，参数可如下：刺激强度为 4 ~ 6 mA，每天 2 次，每次 30 min，连续 4 周，有些中心刺激强度选择 1.5mA。参数选择根据各临床中心经验，同时需根据每个病人的反应耐受程度制定个性化的治疗方案。

3）三叉神经电刺激作为另外一种周围神经电刺激的治疗方法，在癫痫、小儿多动症、注意力缺陷等多种功能性神经外科疾病中具有较大的应用潜力。马超等首次提出"TNS 昏迷促醒治疗"这一新理念，并报道 1 例因"垂体瘤术后昏迷"的病人，治疗前 GCS 评分 7 分，诊断为"持续植物状态"，对病人进行 TNS 治疗，4 周后 GCS 评分为 11 分，继续治疗 2 周后 GCS 评分为 15 分，通过功能磁共振（fMRI）发现病人治疗前后大脑多个区域指标明显改善，可能机制为三叉神经外周感受器受刺激后信息传入大脑，反馈性刺激脑内神经回路，引起脑内血流量增加、脑内葡萄糖代谢加强，进一步改善了病人脑内生物电活动。三叉神经外科电刺激作为一种外周神经刺激老技术在意识障碍调控领域的创新使用，可以单独使用，亦可以与其他外周神经调控技术或中枢神经调控技术相结合。

4）感觉刺激治疗：多项研究发现，颅脑损伤等导致的意识障碍病人中枢神经细胞存在结构变性、功能不完整的问题，通过外周感觉刺激，如听觉、视觉、触觉、嗅觉、味觉、痛温觉等可以诱发相应功能区神经元电位、皮质生物电场变化，从而达到兴奋皮质脑组织、促进昏迷病人苏醒的作用。听觉刺激简单适用，推广应用较多，汪先兵等对部分植物生存状态病人进行音乐听力刺激，病人意识状态得到改善，提示声音刺激可能促进意识障碍病人的恢复；戴敏超等对意识障碍病人进行选择性音乐刺激，同样能起到较好的促醒作用；吕梅芬等对意识障碍病人采取嗅觉、视觉、味觉、触觉、痛觉等多种感觉联合刺激，发现病人意识障碍好转、神经功能康复进展加快，同时各种并发症亦减少。感觉刺激操作简单，对设备、场地、时间以及操作者的要求均不高，可操作性非常强，效果明显，在意识障碍病人的治疗中有比较广泛的应用前景。

5）针灸治疗作为中国传统医学中一门经典的技术，在意识障碍病人的促醒过程中亦可发挥非常重要的作用，通过刺激全身不同穴位反馈至脑皮质中枢，提高脑皮质神经兴奋性、引起脑内生物电场变化，促进苏醒，本质上可以理解为外周感觉或神经刺激，同时外周穴位刺激也能改善脑内血流量，促进神志恢复。承军、刘劼、许凯声等做了较多工作，发现早期开始针灸治疗意识障碍病人，可以缩短病人昏迷时间、降低昏迷程度、有效促进病人恢复。针灸之术在我国历史悠久、传承广泛，方便实施，尤其是在基层医疗机构亦可以顺利开展，在意识障碍病人的治疗中可以扮演很重要的角色。

意识障碍的恢复是一个系统工程，神经调控是其中一个很重要的方面，上文从中枢神经调控到外周神经调控、从无创治疗到有创手术、从磁场刺激到直流电刺激均有介绍，包括适应证、操作方法及相关理论，但是目前针对意识障碍的治疗并没有完整统一的治疗流程，各级医疗机构可以根据自己单位设备基础、技术储备及病人条件，选取一种或几种调控手段促进病人意识恢复。

（秦海林　刘志文　黄麒霖）

参考文献

[1] 贾建平，陈生弟．神经病学 [M].北京：人民卫生出版社，2019.

[2] 赵继芬．急性意识障碍的病种特征及诊断分析 [J].临床急诊杂志，2016，17（2）：146–148.

[3] 张洪．以神经系统为主要症状的急性意识障碍患者救治分析 [J].中国实用神经疾病杂志，2014，17（16）：84–85.

[4] 郭慧敏，杜军，尹代红．成都市第三人民医院 2974 例院前急救流行病学特征分析 [J].实用医院临床杂志，2014，11（1）：114–116.

[5] 中华医学会神经外科学分会颅脑创伤专业组，中华医学会创伤学分会神经损伤专业组．颅脑创伤长期昏迷诊治中国专家共识 [J].中华神经外科杂志，2015，（8）：757–760.

[6] 黄文凤．意识内容障碍的流行病学及相关概念 [J].中国社区医师，2010，26（5）：6–7.

[7] 中国医师协会神经修复专业委员会意识障碍与促醒学组．慢性意识障碍诊断与治疗中国专家共识 [J].中华神经医学杂志，2020，17（6）：977–982.

[8] 李小寒，尚少梅．护理学基础 [M].6 版．北京：人民卫生出版社，2017.

[9] 中华护理学会．T/CNAS 10–2020 成人有创机械通气气道内吸引技术操作 [S].北京：中华护理学会，2020.

[10] 中华护理学会．T/CNAS 12–2020 成人经口气管插管机械通气患者口腔护理 [S].北京：中华护理学会，2021.

[11] 中华护理学会．T/CNAS 03–2019 气管切开非机械通气患者气道护理 [S].北京：中华护理学会，2019.

[12] 中华医学会临床药学分会《雾化吸入疗法合理用药专家共识》编写组．雾化吸入疗法合理用药专家共识（2019 年版）[J].医药导报，2019，38（2）：135–146.

[13] 戴小华．盐酸氨溴索联合碳酸氢钠用于吸入性损伤气管切开病人气道湿化的临床观察 [J].全科护理，2016，14（31）：3–4.

[14] 杨文霞，杨素芳，吴雪婷．人工鼻对脑卒中患者气管切开术后痰液性状及并发症的影响 [J]．护理实践与研究，2021，18（12）：1873-1876.

[15] 马瑛，赵明光，王子，等．急诊开颅术后并发肺部感染危险因素 [J]．临床军医杂志，2021，49（6）：654-659.

[16] 倪小平，武迎宏，陆群，等．医疗机构环境表面清洁与消毒管理规范 [J]．中国感染控制杂志，2017，16（4）：388-392.

[17] 李贤，李文景，刘雪萍．气管切开术后护理物品消毒与管理 [J]．护理实践与研究，2008，5（11）：41-42.

[18] 彭南海，黄迎春．肠外与肠内营养护理学 [M]．南京：东南大学出版社，2016.

[19] 广东省药学会．肠内营养临床药学共识（第二版）[J]．今日药学，2017，27（6）：361-371.

[20] 王新颖．2016 年成人危重症病人营养支持治疗实施与评价指南解读 [J]．肠外与肠内营养，2016，23（5）：263-269.

[21] 石汉平，许红霞，李苏宜，等．营养不良的五阶梯治疗 [J]．肿瘤代谢与营养电子杂志，2015，2（1）：29-33.

[22] 孙仁华，江荣林，黄曼，等．重症患者早期肠内营养临床实践专家共识 [J]．中华危重病急救医学，2018，30（8）：715-721.

[23] 中华医学会肠外肠内营养学分会神经疾病营养支持学组，中华医学会神经病学分会神经重症协作组，中国医师协会神经内科医师分会神经重症专业委员会，等．神经系统疾病肠内营养支持中国专家共识（第二版）[J]．中华临床营养杂志，2019，27（4）：193-203.

[24] 王丽，李乐之．住院期间压疮高危人群的营养筛查和评估 [J]．护理研究，2009，（11）：2832-2833.

[25] 蔡文智，李亚洁．脑卒中的康复护理 [M]．北京：科学技术文献出版社，2000.

[26] 吴毅．脑卒中康复治疗图解 [M]．北京：人民军医出版社，2014.

[27] 关骅．临床康复学 [M]．北京：华夏出版社，2003.

[28] 权瑞，成翔，张锦，等．康复护理路径对脑卒中偏瘫病人肢体运动功能与神经功能缺损的影响 [J]．护理实践与研究，2019，16（15）：153-155.

[29] 王丛笑，郄淑燕，张晓颖，等．上肢康复训练系统在脑卒中偏瘫病人上肢功能康复中的应用 [J]．中国康复，2016，31（1）：5-7.

[30] 谢德利．现代康复护理 [M]．北京：科学技术文献出版社，2000.

[31] 杨交荣，杨柳，夏春红，等．脑卒中偏瘫患者家庭康复 [J]．中国康复理论

与实践，2012，18（7）：695-696.

[32] 中华医学会外科学分会血管外科学组．深静脉血栓形成的诊断和治疗指南（第三版）[J]．中华血管外科杂志（电子版），2017，（4）：250-257.

[33] 中华医学会老年医学分会，中华医学会呼吸病分会．内科住院患者静脉血栓栓塞症预防中国专家建议（2015）[J]．中华老年医学杂志，2015，34（4）：345-352.

[34] 王彩云，范艳竹，张颖．弹力袜应用规范在预防神经外科患者术后深静脉血栓形成中的作用 [J]．中华现代护理杂志，2010，20（7）：2450-2451.

[35] 马龙，韩雪梅，韩吉淑．不同压力弹力袜预防 ICU 老年脑卒中患者 DVT效果比价 [J]．护理学杂志，2020，35（4）：47-49.

[36] 中华医学会呼吸病学分会肺栓塞与肺血管病学组．肺血栓栓塞症诊治与预防指南 [J]．中华医学杂志，2018，98（14）：1060-1087.

[37] 中华医学会外科学分会．中国普通外科围手术期血栓预防与管理指南 [J]．中华外科杂志，2016，54（5）：321-327.

[38] 刘大为，王小婷．重症超声 [M]．北京：人民卫生出版社，2017.

[39] 汪迎春 .86 例优质护理服务在急诊胃出血患者中的应用效果 [J]．当代医学，2017，23（28）：173-174.

[40] 陈廖斌，吴静．足踝主、被动运动对下肢静脉回流的影响 [J]．中华骨科杂志，2001，21（3）：144-146.

[41] 马国华．中西医结合护理在预防膝关节置换术后 DVT 的临床研究 [J]．当代护士，2018，（2）：126-128.

[42] 周春英，季鑫，张爽．前交叉韧带重建术后患者一般自我效能与康复锻炼后直腿抬高时间的关系 [J]．护理学杂志，2015，30（8）：43-44.

[43] 中国抗癫痫协会．临床诊疗指南癫痫病分册（2015 修订版）[M].2 版．北京：人民卫生出版社，2015.

[44] 陆瑾，展冠军，薛尧，等．使用动态血压监测评价经鼻饲 / 胃管内注入氨氯地平控制血压的临床研究 [J]．中国医药导刊，2019，9（21）：551-554.

[45] 中国医师协会神经修复专业委员会意识障碍与促醒学组．慢性意识障碍诊断与治疗中国专家共识 [J]．中华神经医学杂志，2020，19（10）：977-982.

[46] 中国神经科学学会神经损伤与修复分会．脑损伤神经功能损害与修复专家共识 [J]．中华神经创伤外科电子杂志，2016，2（2）：100-104.

[47] 中华医学会神经病学分会脑血管病学组．中国急性缺血性脑卒中诊治指南

[J]. 中华神经科杂志，2018，9（51）：666-682.

[48] 姜道新，谢川，王楠，等 . 促醒治疗的现状与不足 [J]. 中国康复，2016，3（31）：225-228.

[49] 邓玲玲，田莉，王洪才 . 安宫牛黄丸及其演化方剂的临床研究进展 [J]. 中国实验方剂学杂志，2010，16（12）：215-216.

[50] 叶世龙，刘爱芹 . 安宫牛黄丸的实验药理学研究 [J]. 中华中医药学刊，2011，29（9）：1954-1955.

[51] 中国医师协会神经外科医师分会，中国神经创伤专家委员会 . 中国颅脑创伤病人脑保护药物治疗指南 [J]. 中华神经外科杂志，2008，10（24）：723-724.

[52] 中国康复医学会高压氧康复专业委员会，解放军总医院第六医学中心 . 颅脑创伤高压氧治疗的专家共识 [J]. 中华航海医学与高气压医学杂志，2021，28（3）：271-275.

[53] Forsberg Sune,Höjer Jonas,Ludwigs Ulf.Prognosis in patients presenting with non-traumatic coma[J].J Emerg Med, 2012, 42: 249-253.

[54] Schmidt Wolf Ulrich,Ploner Christoph J,Lutz Maximilian, et al. Causes of brain dysfunction in acute coma: a cohort study of 1027 patients in the emergency department[J] .Scand J Trauma Resusc Emerg Med, 2019, 27: 101-103.

[55] Helbok Raimund,Rass Verena,Beghi Ettore ,et al. The Curing Coma Campaign International Survey on Coma Epidemiology, Evaluation, and Therapy (COME TOGETHER)[J] .Neurocrit Care, 2022, 37: 47-59.

[56] Young G B . Coma[J]. Annals of the New York Academy of Sciences, 2009, 1157:32-47.

[57] Giacino jt, Katz di, Schiff nd, et al. Practice guideline update recommendations summary: Disorders of consciousness: Report of the Guideline Development, Dissemination, and Implementation Subcommittee of the American Academy of Neurology; the American Congress of Rehabilitation Medicine; and the National Institute on Disability, Independent Living, and Rehabilitation Research [J]. Neurology,2018,91(10):450-460.

[58] Haesler Emily, Robyn Rayner, Keryln Carville. The pan pacific clinical practice guideline for the prevention and management of pressure injury[J]. Wound Practice & Research: Journal of the Australian Wound Management Association,

2012, 20(1):6-20.

[59] Carrier M, Le Gal G, Bates Sm, et al. D-dimer testing is useful to exclude deep vein thrombosis in elderly outpatients [J]. J Thromb Haemost, 2008, 6: 1072-1076.

[60] Falck-ytter Y,Francis C W, Johanson N A, et al.Prevention of VTE in orthopedic surgery patients[J].Chest,2012,141(2):278-325.

[61] Could MK, Garcia DA, Wren SM.Prevention of VTE in nonorthopedic surgical patients:antithrombotic therapy and prevention of thrombotic therapy andprevention of thrombioss:American college of chest physicians evidence-based clinical practice guidelines [J].Chest, 2012,141(2):227-277.

[62] Nian Yu, Xing-Jian Lin,Shu-Gang Zhang,et al.Analysis of the reasons and costs of hospitalization for epilepsy patients in East China[J]. Seizure,2019,72:40-45.

[63] Spector S,Cull C,Goldstein L H.Seizure precipitants and perceived self-control of seizures in adults with poorly-controlled epilepsy[J] .Epilepsy Res, 2000, 38: 207-216.

[64] Rebecca White, Vicky Bradnam. Handbook of Drug Administration via Enteral Feeding Tubes [M]. Cornwall: the Pharmaceutical Press,2015.

[65] Isabela Heineck, Denise Bueno, Joana Heydrich. Study on the use of drugs in patients with enteral feeding tubes[J].Pharmacy world & science : PWS, 2009, 31(2): 145-148.

[66] Shahram Emami, Hadi Hamishehkar, Ata Mahmoodpoor, et al. Errors of oral medication administration in a patient with enteral feeding tube[J]. Journal of research in pharmacy practice, 2012,1(1): 37-40.

[67] Donald F. Kirby, Mark H. Delegge, C. Richard Fleming. American Gastroenterological Association technical review on tube feeding for enteral nutrition[J].Gastroenterology, 1995,108: 1282-1301.

[68] Charles F Seifert, Barbara A Johnston. A nationwide survey of long-term care facilities to determine the characteristics of medication administration through enteral feeding catheters[J].Nutrition in clinical practice : official publication of the American Society for Parenteral and Enteral Nutrition, 2005,20(3): 354-362.

[69] Seyed Mojtaba Sohrevardi, Mohammad Hossein Jarahzadeh, Ehsan Mirzaei, et al. Medication Errors in Patients with Enteral Feeding Tubes in the Intensive Care

Unit[J].Journal of research in pharmacy practice, 2017, 6(2): 100–105.

[70] P M L A van den Bemt, M B I Cusell, P W Overbeeke, et al. Quality improvement of oral medication administration in patients with enteral feeding tubes[J].Quality & safety in health care, 2006,15(1): 44–47.

[71] Renan M. E. Silva, Rosana D. P. Portela, Iwyson H. F. da Costa, et al.Immunosuppressives and enteral feeding tubes: An integrative review[J]. Journal of clinical pharmacy and therapeutics, 2020, 45(3):408–418.

[72] F. Thomson, M. Naysmith, A. Lindsay. Managing drug therapy in patients receiving enteral and parenteral nutrition [J].Hospital Pharmacy, 2000,(7): 164–166.

[73] Kate Pickering. The administration of drugs via enteral feeding tubes[J].Nursing times, 2003,99(46): 46–49.

[74] Ana Paula Soares Barbosa, Silvia Lacerda de Paula, Danielli Soares Barbosa, et al. Oral drug administration by enteral tube in adults at a tertiary teaching hospital[J].The European e–Journal of Clinical Nutrition and Metabolism, 2012,(7): 241–244.

[75] Damien Salmon, Elisa Pont, H é l è ne Chevallard, et al. Pharmaceutical and safety considerations of tablet crushing in patients undergoing enteral intubation[J]. International journal of pharmaceutics, 2013, 443: 146–153.

[76] Joshua G. Schier, Mary Ann Howland, Robert S. Hoffman, et al. Fatality from administration of labetalol and crushed extended–release nifedipine[J].The Annals of pharmacotherapy, 2003, 37(10): 1420–1423.

[77] M. Estoup. Approaches and limitations of medication delivery in patients with enteral feeding tubes[J].Critical Care Nurse, 1994,(14): 68–79.

[78] M. Christina Beckwith, Sarah S. Feddema, Richard G. Barton, et al. A guide to drug therapy in patient with enteral feeding tube: Dosage form selection and administraion methods[J].Hospital Pharmacy, 2004,(39): 225–237.

[79] Terri M. Wensel. Administration of proton pump inhibitors in patients requiring enteral nutrition[J].P & T : a peer–reviewed journal for formulary management, 2009,34(3): 143–160.

[80] Elke Joos, Els Mehuys, Jan Van Bocxlaer, et al. Drug administration via enteral feeding tubes in residential care facilities for individuals with intellectual

disability: an observational study[J].Journal of intellectual disability research : JIDR, 2015, 59(3): 215–225.

[81] Patricia Cornish. "Avoid the crush": hazards of medication administration in patients with dysphagia or a feeding tube[J]. CMAJ : Canadian Medical Association journal, 2005,172(7): 871–872.

[82] Maria Lurdemiler Sab ó ia Mota, Islene Victor Barbosa, Rita Mônica Borges Studart, et al. Evaluation of intensivist–nurses' knowledge concerning medication administration through nasogastric and enteral tubes[J].Revista latino–americana de enfermagem, 2010, 18(5): 888–894.

[83] Joseph I. Boullata. Drug administration through an enteral feeding tube[J].The American journal of nursing, 2009,109(10): 34–42.

[84] Robin Bankhead, Joseph Boullata, Susan Brantley, et al.Enteral nutrition practice recommendations. JPEN[J]. Journal of parenteral and enteral nutrition, 2009, 33(2): 122–167.

[85] S. M. Madigan, D. E. Courtney, D. Macauley. The solution was the problem[J]. Clinical Nutrition, 2002,(2l): 531–532.

[86] Joseph DiPiro, Gary Yee, L. Michael Posey, et al. Pharmacotherapy: A Pathophysiologic Approach[M]. New York: McGraw–Hill,2022.

[87] Rita K. Jew, Darryl Owen, David Kaufman, et al. Osmolality of commonly used medications and formulas in the neonatal intensive care unit[J].Nutrition In Clinical Practice, 1997,(12): 158–163.

[88] Peter J. Gilbar. A guide to enternal drug administration in palliative care[J]. Journal of pain and symptom management, 1999,17(3): 197–207.

[89] Alicia Hoover, Dajun Sun, Hong Wen, et al. In Vitro Evaluation of Nasogastric Tube Delivery Performance of Esomeprazole Magnesium Delayed–Release Capsules[J].Journal of pharmaceutical sciences, 2017,106(7): 1859–1864.

[90] M. G. Klang. Medicating tube–fed patients[J].Nursing, 1996,(26): 18–20.

[91] Dave M. Lutomski, Mary Lea Gora, Sharon M. Wright, et al. Sorbitol content of selected oral liquids[J].The Annals of pharmacotherapy, 1993, 27(3): 269–274.

[92] Patel Rag,Mcmullen Pw.Neuroprotection in the treatment of acute ischemic stroke[J].Prog Cardiovasc Dis,2017,59(6):542–548.

[93] Capsoni Simona,Marinelli Sara,Ceci Marcello, et al. Intranasal "painless" human

Nerve Growth Factor [corrected] slows amyloid neurodegeneration and prevents memory deficits in App X PS1 mice[J].PLoS One, 2012, 7: 37555–37557.

[94] Tian Lili,Guo Ruibing,Yue Xuanye, et al. Intranasal administration of nerve growth factor ameliorate β –amyloid deposition after traumatic brain injury in rats[J].Brain Res, 2012, 1440: 47–55.

[95] Kastin A J,Pan W,Maness L M, et al. Peptides crossing the blood–brain barrier: some unusual observations[J].Brain Res, 1999, 848: 96–100.

[96] Temkin Nancy R,Anderson Gail D,Winn H Richard, et al. Magnesium sulfate for neuroprotection after traumatic brain injury: a randomised controlled trial[J]. Lancet Neurol, 2007, 6: 29–38.

[97] Giacino Joseph T,Kalmar Kathleen,Whyte John.The JFK Coma Recovery Scale– Revised: measurement characteristics and diagnostic utility[J].Arch Phys Med Rehabil, 2004, 85: 2020–2029.

[98] Guldenmund P,Vanhaudenhuyse A,Boly M ,et al. A default mode of brain function in altered states of consciousness[J].Arch Ital Biol, 2012, 150: 107–121.

[99] Knapp D E, Domino E F. Action of nicotine on the ascending reticular activating system [J]. Int J Neuropharmacol, 1963, 1:333–351.

[100] Giacino J T.Disorders of Consciousness: Differential Diagnosis and Neuropathologic Features [J]. Semin Neurol, 1997, 17: 105–111.

[101] Landsness Eric,Bruno Marie–Aur é lie,Noirhomme Quentin, et al. Electrophysiological correlates of behavioural changes in vigilance in vegetative state and minimally conscious state[J].Brain, 2011, 134: 2222–2232.

[102] Soddu Andrea,Vanhaudenhuyse Audrey,Bahri Mohamed Ali, et al. Identifying the default–mode component in spatial IC analyses of patients with disorders of consciousness[J].Hum Brain Mapp, 2012, 33: 778–796.

[103] Morlet Dominique,Fischer Catherine.MMN and novelty P3 in coma and other altered states of consciousness: a review[J].Brain Topogr, 2014, 27: 467–479.

[104] Stender Johan,Gosseries Olivia,Bruno Marie–Aur é lie ,et al. Diagnostic precision of PET imaging and functional MRI in disorders of consciousness: a clinical validation study[J].Lancet, 2014, 384: 514–522.

[105] Daly Samuel,Thorpe Maxwell,Rockswold Sarah, et al. Hyperbaric Oxygen Therapy in the Treatment of Acute Severe Traumatic Brain Injury: A Systematic

Review[J] .J Neurotrauma, 2018, 35: 623–629.

[106] Zandbergen E G J,Hijdra A,Koelman J H T M, et al. Prediction of poor outcome within the first 3 days of postanoxic coma[J]. Neurology, 2006, 66: 62–68.

[107] Zheng W B,Liu G R,Li L P, et al. Prediction of recovery from a post–traumatic coma state by diffusion–weighted imaging (DWI) in patients with diffuse axonal injury[J] .Neuroradiology, 2007, 49: 271–279.

[108] Tommasino C,Grana C,Lucignani G, et al. Regional cerebral metabolism of glucose in comatose and vegetative state patients[J]. J Neurosurg Anesthesiol, 1995, 7: 109–116.